Mohamed Shanshan

ATS dos medicamentos inovadores na Alemanha

Mohamed Shanshan

ATS dos medicamentos inovadores na Alemanha

ScienciaScripts

Imprint

Cover image: www.ingimage.com

This book is a translation from the original published under ISBN 978-620-2-06988-5.

Publisher:
Sciencia Scripts
is a trademark of
Dodo Books Indian Ocean Ltd. and OmniScriptum S.R.L publishing group

120 High Road, East Finchley, London, N2 9ED, United Kingdom
Str. Armeneasca 28/1, office 1, Chisinau MD-2012, Republic of Moldova, Europe
Printed at: see last page
ISBN: 978-620-8-24542-9

Agradecimentos

Gostaria de manifestar a minha profunda gratidão ao Sr. Alexander Maur por ter sido o meu tutor académico, mentor e orientador durante os 3rd e 4th semestres do programa. Aprendi muito com as suas orientações. Dr. Lilia Waehlert, que representou uma contribuição significativa e valiosa para o meu projeto de investigação.

Um agradecimento especial à Sra. Wiltrud Reinstaedler pelo seu apoio sem fim desde o primeiro dia do programa.

Estou igualmente grata ao Dr. Johannes Freudenstein "Head of CHC Regulatory Affairs, Sanofi" pelas oportunidades de desenvolvimento contínuo que me ofereceu durante o meu estágio na Boehringer Ingelheim e, posteriormente, durante o meu trabalho de tese de mestrado na Sanofi.

Por último, mas não menos importante, não seria capaz de executar um projeto tão importante e o marco global da obtenção deste diploma sem o apoio da minha família. Eles sempre foram e serão a minha motivação para qualquer realização.

Resumo

A essência da missão da indústria farmacêutica consiste em proporcionar as melhores opções de tratamento aos doentes, em concomitância com a obtenção do sucesso comercial. O lançamento de novos medicamentos no mercado pode ser considerado o motor de crescimento da indústria e uma pedra angular básica para garantir a sustentabilidade da indústria (Wonder, 2014). A entrada no mercado dos novos medicamentos é monitorizada pelos reguladores para garantir a conformidade dos medicamentos com as especificidades predefinidas de segurança, eficácia e qualidade (Enzmann, 2016). A segunda fase da avaliação é efectuada pelos pagadores para verificar a eficácia relativa (ER) dos novos medicamentos e se estes apresentam uma boa relação qualidade/preço (Eichler et al., 2010).

As discrepâncias visíveis entre os requisitos de ambas as partes durante o processo de acesso ao mercado representam uma ameaça financeira para a indústria. A incerteza comercial emergente pode alterar a motivação da indústria para investir em investigação e desenvolvimento (I&D). Consequentemente, os doentes não receberão os medicamentos inovadores para combater as doenças em evolução num ambiente de inovação deficiente, o que pode contribuir para um alarme de saúde pública (Wonder, 2014).

O projeto de investigação identificará os requisitos mutuamente exclusivos entre as diferentes partes interessadas, as entidades reguladoras e os pagadores. Mostrar os potenciais encargos actuais e futuros para a indústria e para o acesso dos doentes aos medicamentos. Em seguida, será sugerida a harmonização, como uma solução potencial para diluir o efeito negativo na indústria, nos doentes e no sistema de saúde em geral.

Índice

CAPÍTULO 1	9
CAPÍTULO 2	19
CAPÍTULO 3	23
CAPÍTULO 4	39
CAPÍTULO 5	52

Lista de abreviaturas

ACT	Appropriate Comparative Therapy
AE	Adverse Event
AMNOG	Drug Commission of the German Medical Association 'Arzneimittelmarktneuordnungsgesetz'
(AM-NutzenV)	The Ordinance on the Benefit Assessment of Pharmaceuticals
BfArM	The Federal Institute for Drugs and Medical Devices
CAT	Committee for Advanced Therapy
CADTH	Canadian Agency for Drug and Technology in Health
CHMP	Committee for Medicinal Products for Human Use
CMD	The Coordination Group for Mutual Recognition and Decentralized Procedure for Human Medicinal Products
CMS	Concerned Member State
COMP	Committee for Orphan Medicinal Products
CP	Centralized Procedure
CTD	Common Technical Document
DCP	Decentralized Procedure
EBM	Evidence Based Medicines
EC	European Commission
eCTD	Electronic Common Technical Document
EEA	European Economic Area
EMA	European Medicines Agency
EPAR	European Public Assessment Report
EU	European Union
EUnetHTA	European Network for Health Technology Assessment
FDA	Food and Drug Administration
G-BA	Federal Joint Committee
GDP	Growth Domestic Product
GKV-SV	Organization of National Association of SHI Funds

HAI	Health Action International
HAS	The French National Authority for Health 'Haute Autorité de santé'
HMA	Head of Medicines Agencies
HRQOL	Health Related Quality of Life
HTA	Health Technology Assessment
ICH	International Conference of Harmonization
IND	Investigational New Drug
IQWIG	Institute for Quality and Efficiency in Health Care
IRP	International Reference Pricing
ISDB	International Society of Drug Bulletins
ISPOR	International Society for Pharmacoeconomics and Outcomes Research
MA	Marketing Authorization
MAA	Marketing Authorization Application
MAH	Marketing Authorization Holder
MIEF	Medicines in Europe Forum
MRP	Mutual Recognition Procedure
MS	Member State
NCE	New Chemical Entity
NDA	New Drug Application
NICE	The National Institute for Health and Care Excellence
OECD	Organization for Economic Co-operation and Development
PBAC	Pharmaceutical Benefit Advisory Committee
PEI	Pauhl-Ehrlich-Institut
PFS	Progression Free Survival
PIL	Package Insert Leaflet
PPPs	Purchasing Power Parities
PRAC	Pharmacovigilance Risk Assessment Committee
P&R	Pricing and reimbursement
QOL	Quality of Life
RCT	Randomized Clinical Trial
RE	Relative Efficacy

RMS	Reference Member State
RWE	Real World Evidence
R&D	Research and Development
SEED	Shaping European Early Dialogue
SGB V	Social Code Book V 'Sozialgesetzbuch Fünf '
SHI	Statutory Health Insurance
SmPC	Summary of Product Characteristics
U. S	United States
USD	United States Dollars
VAT	Value Added Tax
WHO	World Health Organization

Glossário de termos

***Avaliação das tecnologias da saúde (ATS):**

De acordo com a definição de ATS da OMS (Organização Mundial de Saúde), trata-se da "avaliação sistemática das propriedades, efeitos e/ou impactos de uma tecnologia de saúde. É um processo multidisciplinar para avaliar as questões sociais, económicas, organizacionais e éticas de uma intervenção de saúde ou de uma tecnologia de saúde" para informar os decisores políticos sobre os "medicamentos, dispositivos médicos, vacinas, procedimentos e sistemas desenvolvidos para resolver um problema de saúde e melhorar a qualidade de vida" (QOL). (OMS, 2017)

***O composto de chumbo:**

O composto principal é "uma molécula promissora que pode atingir com sucesso o alvo e proporcionar o efeito desejado como um potencial futuro medicamento". (PhRMA, 2015)

***A eficácia relativa e a efetividade relativa (ER)**

De acordo com as definições do fórum farmacêutico e com a conferência da Sociedade Internacional de Farmacoeconomia e Investigação de Resultados (ISPOR) de 2010, a eficácia relativa é "o quanto uma intervenção faz mais bem do que mal em comparação com outras alternativas em circunstâncias ideais. Por outro lado, a eficácia relativa é a medida em que a intervenção está a fazer mais bem do que mal quando comparada com opções alternativas em condições normais de prática de cuidados de saúde" (Goettsch, 2010).

*** Documento Técnico Comum Eletrónico (eCTD)**

A EMA define o eCTD como "um documento técnico comum para mostrar a organização dos módulos e documentos dos medicamentos destinados a uso humano na União Europeia (UE), no Japão e nos EUA, de acordo com a recomendação da Conferência Internacional de Harmonização (ICH)". Em 2003, o eCTD começou a ser utilizado como uma via de pedido opcional, lado a lado com as cópias em papel, o documento técnico comum (CTD). Dez anos mais tarde, em 2013, tornou-se uma via obrigatória para todos os pedidos no âmbito do procedimento centralizado (PC), em que o eCTD é enviado para a EMA através de um gateway de e-Submissão. No entanto, o eCTD é também altamente recomendado para o procedimento descentralizado (DCP) e para o procedimento de reconhecimento mútuo (MRP) (ICH, 2017).

***Crescimento do Produto Interno (PIB)**

De acordo com a definição da Organização para a Cooperação e Desenvolvimento Económico (OCDE), o PIB é definido como "as despesas dos bens e serviços finais produzidos pelas unidades institucionais residentes do país menos as importações a preços de mercado". O indicador do PIB é calculado em dólares dos Estados Unidos (USD) per capita e constitui uma referência para a situação económica do país (OCDE, 2016).

*** Controlo suplementar dos medicamentos órfãos**

O controlo suplementar dos medicamentos órfãos consiste em solicitar uma extensão da exclusividade de mercado de um medicamento específico num Estado-Membro da UE (o período de extensão é de 2 anos) (EMA, 2017).

***Limites das quotas de prescrição na Alemanha**

Existe um limite máximo para o orçamento atribuído a cada receita médica por especialidade em cada região. Como cada um dos factores anteriores tem um valor de referência para ilustrar quanto deve ser gasto por ano com pessoas reformadas ou não reformadas (Rosery, 2006).

CAPÍTULO 1

Introdução geral

1. 1 Contexto

Atualmente, o lançamento de soluções inovadoras no domínio dos cuidados de saúde é, de longe, mais complicado do que nunca. A duração, o esforço e o custo crescentes do processo de I&D tornam a viagem do pedido de autorização de um novo medicamento experimental (IND) rodeada de maiores riscos de fracasso (FDA, 2016). O processo de I&D decorre de forma sistemática para atingir o objetivo final da aprovação de um novo medicamento. As complicadas etapas de I&D começam com a seleção de milhares ou mesmo, por vezes, milhões de compostos, com o objetivo de ultrapassar o primeiro obstáculo e garantir a aprovação inicial do novo medicamento. A aprovação preliminar no início do processo assegura apenas a inclusão na lista potencial de compostos para os candidatos selecionados. Em seguida, os compostos selecionados (50001000) entram na fase de descoberta do medicamento durante 3-6 anos, a que se seguem, pelo menos, mais 6-7 anos de fase de ensaios clínicos, em média. No final do processo, o custo estimado de um medicamento bem sucedido é de 2,6 mil milhões de dólares ao longo de um período de 10-15 anos, com menos de 12% de probabilidade de aprovação final (PhRMA, 2015). Estes esforços são realizados para dar esperança aos doentes que aguardam medicamentos seguros e eficazes para melhorar a sua qualidade de vida global.

Os medicamentos inovadores são o operador de saída para a indústria farmacêutica num mercado altamente competitivo, mostrando uma preferência pelos genéricos, devido aos seus preços mais baixos. As empresas pioneiras estão a trabalhar continuamente no processo de I&D. A principal razão por detrás deste enorme investimento é satisfazer as necessidades clínicas não satisfeitas dos doentes e assegurar as recompensas financeiras. As opções de tratamento disponíveis têm alguns inconvenientes, em termos de eficácia ou segurança. As opções disponíveis podem ter uma eficácia inferior à necessária ou um bom nível de eficácia envolto num perfil de efeitos secundários elevado. É por isso que os cientistas da indústria estão a trabalhar para modificar os medicamentos atualmente disponíveis. A outra via do processo de desenvolvimento é dedicada à criação de novas estratégias de tratamento baseadas no estudo da própria doença. Em ambas as tendências, os principais intervenientes da indústria estão a assumir o risco calculado em prol de uma aterragem financeira segura no mercado. Se o fluxo de tesouraria do processo for interrompido, a sustentabilidade do sector será ameaçada. O fardo não será exclusivo da indústria, mas antes alargado aos doentes, ao sistema de saúde e à sociedade como uma preocupação pública (Dickson e Gagnon, 2004).

Este capítulo abordará brevemente o ciclo de vida do medicamento para ilustrar o custo, o tempo, o esforço e o risco que rodeiam o processo. Em seguida, salientará o valor do processo de desenvolvimento para a indústria, os doentes e a sociedade em geral. Posteriormente, será apresentada uma ilustração introdutória do quarto e quinto obstáculos, a fixação de preços e a comparticipação (P&R) e o impacto orçamental (BI), com que o novo medicamento se depara durante o seu percurso até ao mercado. Para compreender o impacto negativo das discrepâncias entre os processos de autorização legal e de P&R, será feita uma breve introdução neste capítulo e uma discussão pormenorizada sobre a divergência de requisitos e os desafios específicos do processo de P&R constituirá o cerne do capítulo 3 em pormenor.

1.2 Ciclo de vida dos medicamentos

A ideia central da fase de pré-descoberta começa com a análise dos critérios da doença, tentando compreender melhor a doença humana a nível molecular. Os investigadores estão a seguir uma abordagem de medicina personalizada baseada na especificação da doença ou um modelo modificado de um medicamento, com base no tratamento das desvantagens das opções actuais. Com a ajuda do recente avanço da ciência e da tecnologia, os cientistas são apoiados com ideias sobre o desenvolvimento de novos fármacos que lhes permitem atingir uma estrutura molecular no corpo humano e produzir um efeito clínico. O processo de seleção inclui técnicas complexas para descobrir algumas moléculas possíveis de entre milhares de candidatas. Após o rastreio inicial, os investigadores começam a reduzir o âmbito, passo a passo, em direção ao objetivo clínico predefinido de obter um composto principal. Embora, durante esta fase inicial, não seja garantido que o composto principal selecionado venha a ser um candidato a medicamento bem sucedido. Mas, durante este período, os investigadores começam a formar uma ideia sólida sobre o produto acabado em termos de; forma de dosagem, via de administração e a eficácia com que este medicamento seria produzido e fabricado (PhRMA, 2015).

Os compostos líderes promissores são submetidos a uma avaliação de segurança precoce para fornecer resultados precursores sobre; Farmacodinâmica para verificar os efeitos fisiológicos do fármaco e Farmacocinética para mostrar como o fármaco será absorvido, distribuído, metabolizado e excretado com sucesso do corpo humano. Estes testes foram efectuados in vitro, em laboratório, utilizando modelos computacionais e in vivo, também em células animais vivas. Após a avaliação inicial dos compostos principais, os investigadores efectuam uma otimização dos candidatos promissores. A lógica subjacente a essa otimização é modificar essas moléculas para que sejam mais eficazes, mais seguras e/ou para alterar algumas interações selecionadas com as vias químicas do organismo. Centenas de análogos são criados a partir dos candidatos principais que, por sua vez, são processados, avaliados e revistos antes de se confirmar a molécula potencial que passará à etapa seguinte (PhRMA, 2015). Após as etapas iniciais acima mencionadas, e antes da execução dos ensaios clínicos, deve ser apresentado um pedido de IND à autoridade competente; EMA na Europa ou FDA nos EUA. O pedido de IND obrigatório deve incluir os resultados pré-clínicos, destacando os potenciais efeitos secundários com uma proposta completa do plano de ensaios clínicos e os potenciais processos de fabrico. Na ausência de quaisquer outros comentários ou restrições levantados pela autoridade, a equipa de investigação começa a avançar para a fase clínica (FDA, 2016).

Nos ensaios clínicos de fase I, a segurança inicial dos candidatos é avaliada num pequeno grupo de voluntários saudáveis, menos de 100. Considera-se que esta é a primeira exposição humana aos compostos candidatos para investigar a farmacodinâmica, a farmacocinética e a gama de doses seguras dos compostos utilizados, decidindo qual o composto selecionado que avançará no processo de desenvolvimento (FDA, 2016). A segurança e a eficácia dos medicamentos candidatos são avaliadas, além disso, num pequeno grupo de doentes 100-500 em ensaios clínicos de fase II. Os voluntários podem sofrer da doença que o medicamento pretende tratar ou ter uma doença que está a ser investigada. O medicamento candidato é comparado com uma substância inativa (placebo) ou com uma substância clinicamente ativa. Muito provavelmente, o comparador ativo é o padrão de ouro para o tratamento da doença ou condição pretendida. Durante esta fase, os investigadores conseguem identificar a dose óptima, o intervalo recomendado e os efeitos secundários a curto prazo do composto candidato. Se os resultados forem promissores, as investigações serão alargadas a um maior número de doentes nos ensaios clínicos de fase III (PhRMA, 2015). Nesta fase, um maior número de doentes (1000-5000 ou talvez mais) é investigado para a utilização do novo medicamento em ambientes multicêntricos. Esta é, obviamente, a razão pela qual a fase III é a mais longa e a mais dispendiosa. Durante a fase III, os investigadores podem obter resultados estatisticamente significativos sobre a relação risco-benefício dos medicamentos candidatos. Além disso, podem obter mais informações sobre a dose óptima, a eficácia, a segurança e a utilização adequada do medicamento. Para além disso, os enormes esforços realizados durante a fase III podem ajudar a esclarecer muitas questões relacionadas com a rotulagem. Durante este período, o fabricante está a acompanhar de perto os resultados dos testes de qualidade da produção e os planos para a escala de produção total. Paralelamente, o promotor prepara-se para solicitar a aprovação do novo pedido de autorização de introdução no mercado (NDA) à autoridade competente (FDA, 2016).

1.3 O valor do processo de I&D

É notório que o custo do processo de I&D está a aumentar substancialmente. Este facto resulta do custo mais elevado dos testes avançados em animais e das exigências crescentes de realização de ensaios clínicos favoráveis em reação à evolução dos requisitos regulamentares (Dickson e Gagnon, 2004). No entanto, o investimento farmacêutico no processo de I&D é crucialmente previsto em múltiplos aspectos. Basicamente, os doentes precisam de soluções inovadoras, quer para tratar as doenças e afecções em evolução, quer para substituir os medicamentos actuais e oferecer opções mais eficazes ou convenientes. Com base numa abordagem empírica, Lichtenberg (2002) efectuou um estudo para testar a hipótese da redução da mortalidade, da morbilidade e das despesas médicas a longo prazo, quando se utilizam medicamentos mais recentes que produzem uma melhor qualidade de vida. Segundo o autor, as despesas de saúde não relacionadas com medicamentos reduziram-se 7,2 vezes mais do que o aumento das despesas com novos medicamentos. As despesas de saúde não relacionadas com medicamentos foram avaliadas em termos de: cuidados hospitalares, cuidados de saúde ao domicílio, urgências ou consultas externas. Além disso, com base no modelo teórico da **(figura 1.1),** que mostra uma ligação clara entre a I&D e o valor social (Eichler et al. 2010). O ciclo mostra que qualquer perturbação do fluxo de caixa das vendas de produtos farmacêuticos afectará negativamente a decisão de investimento em I&D. Isto pode acontecer, quer devido a uma perturbação do fluxo de caixa das vendas de produtos farmacêuticos, quer devido a uma perturbação do fluxo de caixa das vendas de produtos farmacêuticos. Isto pode acontecer, quer devido a um comportamento adverso do ambiente regulamentar, quer devido a um atraso no acesso ao mercado, o que conduzirá a um efeito social não desejável. Embora, à luz do impacto positivo dos regimes acelerados emergentes para a aprovação regulamentar e a melhoria do acesso dos doentes aos medicamentos, o novo obstáculo à P&R pode alterar o tempo necessário para chegar ao mercado ou fazer com que os medicamentos não estejam de todo disponíveis para os doentes, se a indústria decidir retirar estes medicamentos por não atingirem os preços-objetivo.

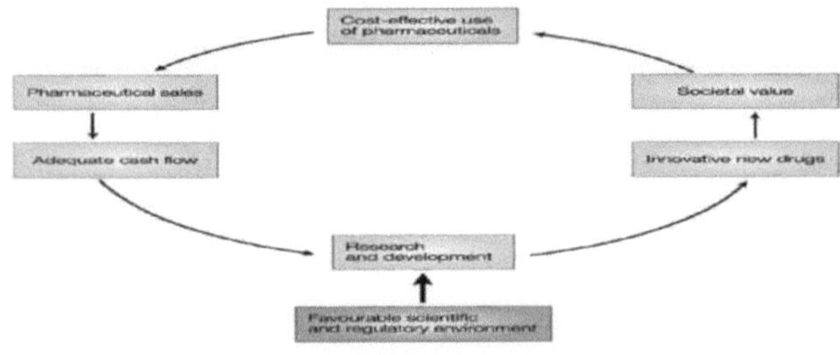

Figura 1.1: Valor social da I&D (Eichler et al. 2010)

1.4 . Processo de análise regulamentar e de autorização

Depois de investigar as etapas sequenciais do processo de I&D, o debate centrar-se-á na etapa seguinte da AIM legal. Se os ensaios clínicos revelarem resultados positivos em termos de segurança e eficácia do medicamento candidato, o promotor apresentará uma NDA à autoridade designada, solicitando a aprovação da AIM. A NDA, com 100.000 páginas ou mais, deve conter todos os pormenores dos ensaios pré-clínicos, todos os dados dos ensaios clínicos, juntamente com a rotulagem e as informações de fabrico. Ocasionalmente, a autoridade do medicamento pede mais dados para garantir os critérios de pureza ou os dados do folheto informativo (PIL) antes de conceder a aprovação. Posteriormente, a autoridade designa investigadores, médicos e estatísticos que decidem aprovar o novo medicamento caso os benefícios baseados em provas superem os riscos (FDA, 2015).

O longo processo de I&D que dura, pelo menos, 10 anos não termina quando o medicamento é aprovado. Os ensaios clínicos de fase IV estão a surgir no horizonte. A análise pós-comercialização da fase IV pode ser solicitada pela autoridade para garantir o efeito da utilização do medicamento num maior número de doentes, que podem ser de diferentes raças e desenvolver uma reação adversa específica. Além disso, para avaliar os dados de segurança a longo prazo, a fim de garantir que os benefícios continuam a compensar os riscos a longo prazo. Por outro lado, os estudos pós-aprovação podem ser o objetivo de uma empresa para investigar a melhor via de administração, o melhor momento de intervenção no ciclo de progressão da doença. Também pode descobrir uma potencial combinação de medicamentos para obter os melhores resultados financeiros para a indicação aprovada pela autoridade recente ou para obter a aprovação de uma nova indicação (FDA, 2016).

1.5 . Os 4th & os 5th obstáculos ao mercado (P&R e BI)

Obter a autorização de introdução no mercado pode traduzir-se em ultrapassar os três primeiros obstáculos para chegar aos doentes. Estes três obstáculos são, nomeadamente, a segurança, a eficácia e a qualidade e a avaliação é da responsabilidade da entidade reguladora. Embora a garantia de uma autorização de introdução no mercado seja o objetivo de todas as empresas que se candidatam a uma autorização de introdução no mercado, o produto ainda não é responsável pelo reembolso total do sistema. A avaliação positiva do risco-benefício efectuada pelas autoridades reguladoras não garante necessariamente a obtenção do preço-alvo do requerente ou uma decisão de reembolso positiva. Há um obstáculo adicional que a empresa tem de ultrapassar: a avaliação das tecnologias da saúde (ATS) (OMS, 2017). A decisão sobre o reembolso depende de um conceito relativamente diferente do da etapa de AIM. Devido à escassez de recursos, as instituições governamentais reembolsam as soluções inovadoras de cuidados de saúde apenas se estas soluções apresentarem um valor acrescentado em relação à opção padrão atual. A avaliação baseia-se no facto de o custo adicional ser ou não compensado pelo benefício adicional. Uma decisão de reembolso positiva só pode garantir um acesso harmonioso ao mercado, o que, por sua vez, significa um acesso total dos doentes aos medicamentos. Tendo isso em conta, o preço não aceitável pode levar à retirada do medicamento do mercado como uma decisão comercialmente preferida da empresa (INAHTA, 2017).

Uma vez que a AIM já não representa uma interpretação do sucesso económico do medicamento ou, de forma adequada, fornece o objetivo de retorno do investimento (ROI) da indústria. Eichler et al., em (2010), destacaram as recentes ameaças levantadas pelos organismos de ATS e pelos pagadores para avaliar se os novos medicamentos estão a proporcionar uma boa relação qualidade/preço em comparação com os seus antecessores. A preocupação emergente entre as entidades reguladoras e os pagadores de controlar a entrada no mercado das novas entidades químicas (NCE) vai diminuir a motivação da indústria farmacêutica para a inovação. Como reação às incertezas exacerbadas em torno da técnica de fixação de preços dos novos medicamentos, muitas empresas podem abrandar os seus planos de desenvolvimento de novos medicamentos se não conseguirem antecipar um sucesso comercial promissor. Para além do exigente processo de P&R, existe uma necessidade crescente de os modelos de BI serem anexados às NDA para mostrar as despesas globais com os cuidados de saúde após a utilização do novo medicamento/tecnologia em comparação com o atual gold standard. O modelo de BI apresentado deve clarificar o custo direto, o custo indireto e o efeito em todo o sistema, o horizonte temporal e os factores de desconto. Além disso, a comparação entre as duas opções deve clarificar a perspetiva do estudo, quer se trate do doente, da indústria, do sistema de saúde ou da sociedade em geral. A análise BI é vista pelas autoridades como uma ferramenta de apoio para tomar decisões mais bem informadas relacionadas com a inclusão de um novo medicamento e para obter o máximo benefício da afetação eficaz dos recursos (Jamshidi et al., 2014).

1.6 As discrepâncias entre a AIM legal e os requisitos de P&R para os novos medicamentos.

Os critérios de avaliação de P&R determinam que o promotor do medicamento deve, inevitavelmente, realizar os estudos adequados que reflictam as mesmas metodologias económicas utilizadas na avaliação. Esta é a abordagem teoricamente garantida para assegurar um acesso sem problemas ao mercado e obter preços mais elevados após a obtenção da aprovação da AIM (Enzmann, 2016). A avaliação adicional da eficiência económica dos novos medicamentos não é, concetualmente, contrariada pela indústria. O que é realmente contestado são as especificações de avaliação que são diferentes dos protocolos seguidos pelos reguladores. Além disso, do ponto de vista da indústria, cumprir uma mistura heterogénea de requisitos para satisfazer as necessidades de cada parte após a conclusão do processo de desenvolvimento é uma espécie de objetivo praticamente inatingível. Os pagadores pediriam um desenho de estudo, um comparador e resultados mutuamente exclusivos dos reguladores, que já concordaram com a proposta da empresa relativamente a estes aspectos durante as fases dos ensaios clínicos (VFA, 2014).

O recente atraso no acesso dos doentes aos medicamentos não é um fenómeno novo. Na década de 90 do século passado, este atraso deveu-se principalmente ao aumento do tempo necessário para a execução dos ensaios clínicos e para a aprovação regulamentar. Apesar de o atraso no acesso dos doentes aos medicamentos ter sido resolvido, em certa medida, na última década, devido às abordagens criativas das autoridades de saúde para acelerar a entrada no mercado, especialmente no caso dos medicamentos inovadores que respondem às necessidades clínicas não satisfeitas dos doentes (Martinalbo et al., 2015). Isto foi feito através de novas vias nos processos de registo da FDA e da EMA. Por exemplo, a aprovação acelerada e a revisão prioritária, a via rápida, a terapia revolucionária e a utilização médica especial (EUnetHTA, 2013). As novas abordagens criaram um estímulo para que a indústria investisse mais no processo de I&D. Para além do atraso na aprovação regulamentar, que já foi resolvido, surgiu outro obstáculo, em particular, no acesso ao mercado dos medicamentos inovadores. Devido à natureza de incerteza económica das abordagens dos pagadores, que decidem sobre o valor acrescentado do novo medicamento e, por sua vez, afectam o preço a pagar. Um preço relativamente baixo, em comparação com as expectativas da empresa, pode não atingir de forma satisfatória o ROI dos investimentos farmacêuticos e alterar a decisão de entrada no mercado (DiMasi , 2001). Em reação à consulta pública da EMA em 2015, foram debatidas recomendações pela Health Action International (HAI), pela International Society of Drug Bulletins (ISDB) e pelo Medicines in Europe Forum (MIEF) para acelerar o acesso dos doentes aos medicamentos. A fim de incentivar as entidades pagadoras a simularem as acções de estratégias adaptativas adoptadas pelas entidades reguladoras para melhorar a entrada de novos medicamentos no mercado. Isto poderia ser feito através de uma interação mais precoce entre as entidades pagadoras e a indústria, que será destacada em pormenor nas soluções propostas no capítulo 4.

1.7 O processo de entrada no mercado dos novos medicamentos na Alemanha

Depois, a elucidação do conceito geral dos pré-requisitos divergentes para a introdução de novos medicamentos no mercado durante as diferentes etapas. A investigação mostrará as especificidades da Alemanha, como país de interesse neste projeto de investigação, para esclarecer como os medicamentos são aprovados e lançados no mercado, ilustrando os desafios recentes. Como um dos países da UE, a Alemanha segue o quadro regulamentar da lei europeia dos medicamentos no âmbito de uma parceria entre a Comissão Europeia (CE) e a EMA. A EMA foi criada em 1995 para harmonizar os esforços de execução das legislações a nível nacional para cada Estado-membro (EM) nos países do Espaço Económico Europeu (EEE) (EMA, 2014).

Um passo limitador no processo de entrada de novos medicamentos no mercado alemão é o lançamento do processo AMNOG. [st]A introdução da lei AMNOG teve lugar em 1 de janeiro de 2011, apenas 2 meses após o parlamento alemão ter aprovado a lei para a reestruturação do mercado farmacêutico no seguro de saúde obrigatório (SHI). Todos os decisores envolvidos são apresentados na (**Figura 1.2**). O principal objetivo da nova lei é alterar a regulamentação dos preços e o reembolso dos novos medicamentos. O Comité Misto Federal (G-BA) e o Instituto para a Qualidade e Eficiência nos Cuidados de Saúde (IQWIG) estão autorizados a efetuar uma avaliação antecipada dos benefícios dos medicamentos recentemente autorizados, de acordo com o Código Social V (SGB V), § 35a (Dehnen et al., 2013).

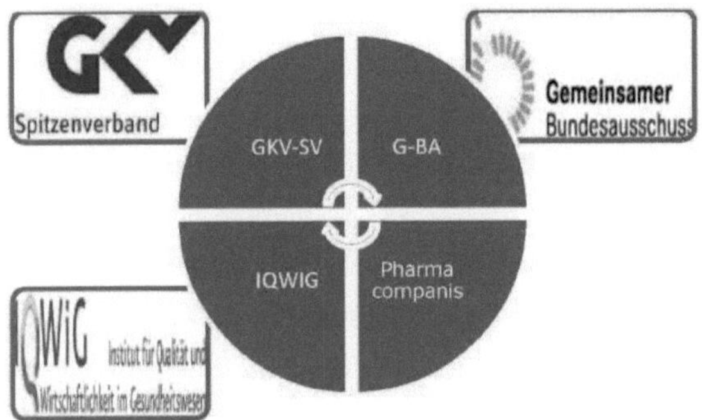

Figura 1.2: Processo AMNOG, decisores envolvidos (GKV- SV, 2017)

Na Alemanha, o SHI cobre cerca de 90% da população **(Figura 1.3)**. Todos os fundos do SHI são membros da Organização da Associação Nacional dos Fundos do SHI (GKV-SV), tanto a nível federal como europeu. O fluxo de trabalho segue a orientação do SGB V, que representa um instrumento de avaliação da qualidade e da eficiência económica do sistema de saúde alemão. Estes fundos do SHI são financiados em grande parte através de contribuições dos empregadores e dos trabalhadores com base num princípio de solidariedade. Entre muitas outras responsabilidades, o GKV-SV apoia o SHI a nível europeu em muitas questões relacionadas com as especificações do imposto sobre o valor acrescentado (IVA), a proteção de dados, a mobilidade dos doentes e a telemática nos cuidados de saúde, bem como participa na emissão de legislação. Além disso, o GKV-SV molda os acordos contratuais e os esquemas de remuneração em termos de negociações, aprovações e identificação do preço de referência e das quantidades máximas dos medicamentos. Os médicos e dentistas do GKV-SV, juntamente com a federação alemã de hospitais, constituem o G- BA, que reconhece as prestações a cobrir no âmbito do catálogo de seguros de saúde (GKV-SV, 2016).

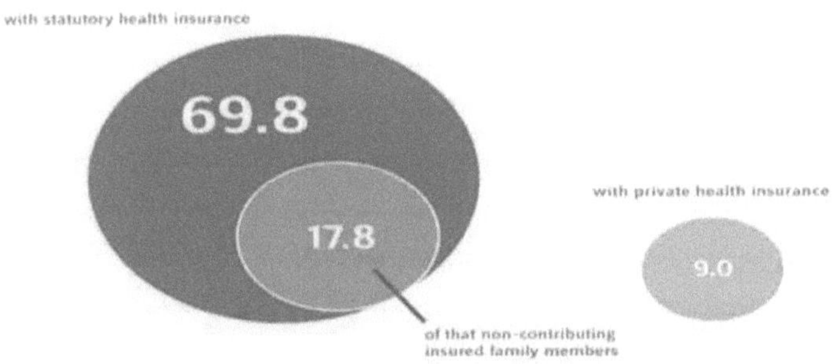

Figura 1.3: Seguro de saúde na Alemanha (GKV- SV, 2017)

Os médicos, os dentistas, os hospitais e as caixas de previdência são os principais actores da estrutura do G-BA **(Figura 1.4)**, com a participação dos doentes em termos de contribuição, mas não de voto. O G-BA é considerado o órgão legislador máximo do sistema de saúde alemão. O Parlamento alemão mandata o G-BA para criar diretivas à luz do quadro jurídico da prestação de serviços de saúde. Para mais de 70 milhões de segurados, as diretivas emitidas pelo G-BA definem quais os serviços que serão reembolsados pelo GKV-SV com base em normas de garantia de qualidade. A G-BA efectua a avaliação do novo medicamento apresentado em termos de saber se este novo medicamento apresenta um benefício adicional reconhecido em relação ao comparador de escolha. De acordo com o SGB V, § 35a e a portaria sobre a avaliação dos benefícios dos produtos farmacêuticos (AM-NutzenV), a G-BA está a investigar o dossiê do medicamento apresentado e pode delegar a tarefa de medir os benefícios adicionais ao IQWIG ou a outro terceiro independente (G-BA, 2017).

Antes do AMNOG, desde 2004, o IQWIG foi criado para apoiar o processo de avaliação de: medicamentos, intervenções não medicamentosas, diagnósticos e tecnologias da saúde. O principal objetivo do papel do IQWIG é garantir tanto a eficiência como a qualidade, seguindo as orientações da medicina baseada na evidência (MBE) para identificar, objetivamente, o benefício adicional da nova intervenção (IQWIG, 2017). De acordo com a melhor literatura internacional disponível, o IQWIG formula a decisão sobre a nova intervenção de uma forma sistemática para criar decisões informadas que sejam cientificamente fiáveis para serem remetidas para o G-BA.

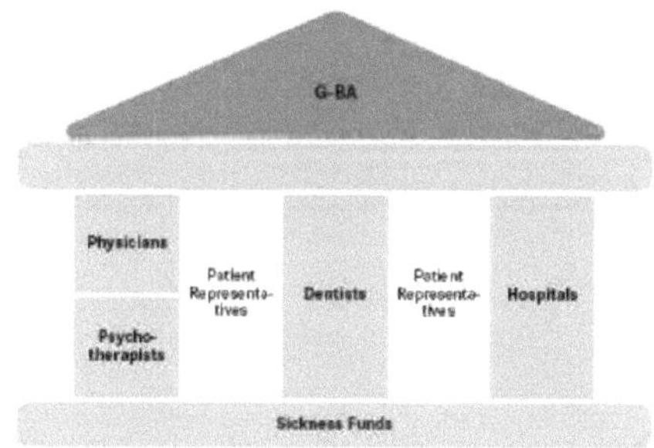

Figura 1.4: Estrutura do GBA (G-BA, 2017)

Para concluir a última parte relacionada com a avaliação dos benefícios, o Parlamento alemão autoriza o G-BA como principal responsável pela decisão sobre a aprovação das novas intervenções no domínio da saúde. A G-BA pode utilizar o apoio do IQWIG no processo de avaliação para decidir sobre o benefício adicional do novo medicamento ou procedimento. Todo o processo decorre à luz do SGB V e de acordo com o AM-NutzenV (IQWIG, 2017).

1.8 Objetivo do estudo

Após a discussão introdutória anterior sobre todo o processo de I&D, arriscado e dispendioso, que salienta a importância global do desenvolvimento de novos medicamentos. Tal como já foi referido, até há pouco tempo, existe uma heterogeneidade óbvia entre os requisitos das AIM e os requisitos de P&R, que serão discutidos, em pormenor, no capítulo 3. A confirmação desta divergência através da discussão será seguida da procura de uma solução potencial para as incertezas do novo processo de P&R na Alemanha, a fim de evitar o efeito negativo na indústria, nos doentes e na saúde pública. Enquanto a indústria enfrentar mais obstáculos para entrar no mercado, a vontade de inovar ou de investir mais no desenvolvimento de novos medicamentos será afetada.

Durante este projeto de investigação, será feita uma pesquisa bibliográfica para clarificar os requisitos da autorização legal e da ATS na Alemanha, com destaque para a divergência de exigências em ambas as etapas. Esta discrepância irá afetar a inovação, o processo de I&D e a sustentabilidade da indústria, o que conduzirá a ameaças à saúde pública com um peso relativo para os doentes. Em seguida, a investigação será alargada de modo a encontrar propostas para lidar com esta divergência, realçando a necessidade urgente de harmonização entre todos os decisores. Será também discutida uma otimização recomendada para o AMNOG, a fim de evitar a sobrecarga de múltiplos aspectos, mencionando o que se pode ganhar com essa otimização. Por fim, será destacada a validade da implementação das acções propostas e serão também mencionados os eventuais inconvenientes do processo de harmonização.

CAPÍTULO 2

Fundamentação do estudo e enquadramento metodológico

2.1 Justificação do estudo

Como demonstrado anteriormente, o processo de desenvolvimento de novos medicamentos tem um elevado valor social para dar resposta às necessidades clínicas não satisfeitas dos doentes. Por outro lado, o retorno do investimento (ROI) dos novos medicamentos é a força vital dos actores farmacêuticos inovadores para garantir a sobrevivência da indústria e a continuidade do fornecimento dos novos medicamentos. Em contrapartida, como motor social, a evolução das exigências económicas resultou num papel mais proeminente dos pagadores. Os comités independentes de ATS, que influenciam os pagadores e os próprios pagadores, estão a tentar conter os custos (Enzmann, 2016). A satisfação das exigências dos pagadores no processo de acesso ao mercado substituiu a tradicional aprovação regulamentar como objetivo final da indústria. A avaliação das entidades pagadoras sobre o RE dos novos medicamentos transferiu o sucesso comercial do mercado da fase de licenciamento para a fase de reembolso. O efeito negativo das discrepâncias entre as técnicas de AIM e de P&R conduziu a uma diminuição da eficiência do processo de I&D (E.CA, 2012). Este facto foi confirmado pela investigação da CE em (2008), que traduziu as dificuldades de I&D pelo número decrescente de novos medicamentos introduzidos no mercado. O menor número de introduções de novos medicamentos tem sido referido às necessidades cada vez mais rigorosas dos pagadores, em que as empresas não estão a mostrar interesse em investimentos adicionais. Além disso, as conclusões da CE revelam efeitos negativos economicamente significativos devido à elevada pressão exercida sobre a indústria, que não consegue cumprir satisfatoriamente as exigências mutuamente exclusivas dos pagadores e das entidades reguladoras. Prevê-se que, a longo prazo, os encargos sejam enormes para a taxa de emprego e para o crescimento económico sustentável em geral (Kamilarova, 2009).

Além disso, a previsão do futuro não é promissora com base nas circunstâncias actuais. Por exemplo, os processos de desenvolvimento de medicamentos que começaram, talvez, 5 anos antes, têm de cumprir os recentes regulamentos de reembolso que foram lançados atualmente. Espera-se que as empresas farmacêuticas continuem a esforçar-se, desde que não haja uma consideração valiosa pelos processos de desenvolvimento já concluídos ou pelas evidências geradas. Isto significa que os objectivos predefinidos pelas empresas, tal como acordados com as autoridades reguladoras, nos ensaios clínicos de fase III, não são a palavra-chave para garantir uma decisão de reembolso promissora do novo medicamento (Eichler, 2010).

A investigação anterior sobre o efeito negativo das diferenças entre as exigências dos pagadores e dos reguladores na Europa não está longe da situação na Alemanha, especialmente após 2011, aquando da introdução da lei AMNOG. Desde então, as empresas passaram a ser obrigadas a apresentar um dossier de valor dos novos medicamentos e de alguns medicamentos comercializados ao G-BA para avaliação. Após a apresentação do dossier, está a decorrer uma negociação de preços entre o G-BA e as caixas de doença para estimar o montante de reembolso do produto proposto. O processo de avaliação dos medicamentos baseia-se na medição do benefício acrescentado em relação ao comparador clínico disponível (G-BA, 2015). Se o medicamento apresentado apresentar um valor acrescentado positivo, passa-se à fase seguinte da negociação do preço, que depende não só do valor acrescentado, mas também da análise do BI, em termos do custo anual e dos grupos de doentes predefinidos pelo G-BA. Em contrapartida, se a avaliação do medicamento não revelar um valor acrescentado, o preço do produto é fixado no âmbito do procedimento de grupo de referência num conjunto de alternativas comparáveis, incluindo os genéricos. Os critérios para a avaliação do benefício acrescentado dos novos medicamentos requerem definições diferentes das exigências legais das AIM. Este facto reduziu o interesse da indústria em investir em I&D à luz de uma previsão relativamente ambígua dos resultados (Dehnen, 2013).

Este projeto de investigação abrangerá uma investigação pormenorizada dos requisitos de aprovação regulamentar na Alemanha, seguida das especificações das etapas de P&R. A heterogeneidade dos requisitos de ambas as partes será destacada, mostrando o ónus. Em seguida, a investigação continuará a encontrar uma solução potencial para esta discrepância, a fim de evitar o efeito negativo no desenvolvimento de medicamentos, na indústria, nos doentes e na sociedade em geral. Na parte da discussão, as sugestões recomendarão acções para a harmonização entre ambas as partes com ajustes selectivos necessários na estrutura AMNOG da Alemanha. No final, uma pesquisa bibliográfica actualizada ilustrará as armadilhas esperadas das acções recomendadas após a sua implementação.

2.2 Quadro metodológico

Será realizada uma pesquisa bibliográfica, utilizando os seguintes recursos electrónicos:

C Biblioteca em linha da Universidade de Cardiff

C Biblioteca Cochrane

P PubMed

- Além disso, as diretrizes nacionais e regionais sobre a autorização legal de introdução de novos medicamentos na Alemanha serão descobertas através dos sítios Web das agências internacionais e nacionais, onde serão recolhidas as diretrizes e legislações actualizadas,

B BfArM

EMA

P PEI

- Por outro lado, os dados P&R serão obtidos a partir de,

A AMNOG

E EUnetHTA

G GBA

G GKV-SV

Z IQWIG

Z ISPOR

- Será efectuada uma pesquisa no Google sempre que forem necessárias informações adicionais.

Os termos de pesquisa utilizados serão:

1- "AIM legal de novos medicamentos na Alemanha / UE" ou "Registo de medicamentos na Alemanha / UE" ou "Aprovação regulamentar de novos medicamentos na Alemanha / UE".
2- "HTA de novos medicamentos na Alemanha / UE" ou "Requisitos de acesso ao mercado de novos medicamentos na Alemanha / UE" ou "P&R de novos medicamentos na Alemanha / UE".
3- "As discrepâncias entre as necessidades dos reguladores e dos pagadores na Alemanha / UE".
4- "O que é que se pode fazer para garantir um acesso fácil ao mercado / uma decisão positiva de reembolso dos novos medicamentos na Alemanha / UE"?
5- "As soluções viáveis para ultrapassar as discrepâncias entre as necessidades dos reguladores e dos pagadores para os novos medicamentos na Alemanha / UE".
6- "As acções empreendidas para a harmonização entre reguladores e pagadores na Alemanha / UE".
7- "O que se pode ganhar com a harmonização e os desafios que se colocam a esta ação na Alemanha / UE?"
8- "Otimização do quadro metodológico AMNOG".

Desde que o tema não se restrinja a uma área específica de doença ou a um período de tempo, a seleção dos artigos não seguirá um percurso sistemático baseado num critério predefinido. O material em linha será pesquisado utilizando os termos de pesquisa acima mencionados e os artigos relevantes serão recuperados e filtrados para serem utilizados. Apenas os artigos em língua inglesa serão selecionados como recursos de investigação para este projeto. Exceto no caso de alguns sítios Web nacionais alemães, serão traduzidos do alemão para o inglês, apenas no caso de não existir uma versão direta em inglês no próprio sítio Web. A recolha de dados será efectuada apenas para os artigos completos disponíveis em linha. No caso de não ser possível aceder ao artigo completo, serão utilizados alguns resumos importantes para a geração de ideias gerais e a ligação. A filtragem dos artigos selecionados basear-se-á na sua relevância para o tema. Isto será efectuado através de uma leitura cuidadosa de todos os recursos potenciais. Dentro do quadro da hipótese de investigação, serão selecionados os artigos mais adequados.

CAPÍTULO 3

Avaliação dos requisitos mutuamente exclusivos para a AIM legal e a ATS para os medicamentos inovadores na Alemanha

3.1 Introdução

Na Alemanha, o lançamento de um novo produto no mercado implica passar por dois grandes obstáculos. Em primeiro lugar, os empresários farmacêuticos têm de obter a aprovação legal da AIM, que depende da avaliação da eficiência do produto em termos de eficácia, segurança e qualidade. O processo de avaliação é efectuado a nível regional pela EMA e pelos seus subcomités científicos sob a autoridade da CE. Se o novo medicamento se destinar a ser comercializado em todos os Estados da UE/EEE, o requerente deve seguir as diretrizes de apresentação do PC (CE, 2017). Com base em pré-requisitos específicos, o medicamento seria apresentado obrigatória ou opcionalmente no âmbito do PC (EMA, 2017). Fora do PC, diferentes vias de apresentação, incluindo o DCP ou o MRP, garantiriam o registo num ou mais estados. Estes procedimentos devem ser seguidos se não houver intenção do requerente de autorizar o novo medicamento em todos os Estados da UE/EEE. Se a Alemanha for o único mercado de interesse para autorizar o novo medicamento, então o pedido no âmbito do procedimento nacional é a ação adequada a ser tomada. Este projeto de investigação não abordará o procedimento nacional em pormenor, uma vez que o tema do projeto é a discussão dos medicamentos inovadores que, provavelmente, não serão submetidos ao procedimento nacional. A maioria dos fabricantes de medicamentos inovadores está interessada no PC ou num DCP/MRP, mesmo que a autorização de vários estados não seja o objetivo no momento do pedido, mas seja desejável no futuro. Para além do processo de avaliação do PC pela EMA, a autoridade designada para a avaliação a nível nacional é o Instituto Federal da Droga e dos Dispositivos Médicos (BfArM). Para todas as vias, as empresas farmacêuticas preparam todos os documentos necessários e os detalhes do produto, que devem ser apresentados por via eletrónica à autoridade competente, em conformidade com as orientações e regulamentos específicos relacionados com as datas de apresentação, os formulários anexados e uma ligação para comunicações adicionais, quando necessário (BfArM, 2017).

Uma vez que uma empresa realiza a MA legal do produto, os dois obstáculos pendentes, P&R e BI, são os passos seguintes a executar. O sistema alemão do processo de avaliação ocorre de acordo com o processo AMNOG. Neste caso, é apresentado um dossier de benefício ao G-BA, que inicia a primeira fase da avaliação do benefício para explorar o benefício adicional (G-BA, 2015). Se o benefício adicional puder ser provado, o processo prossegue para a segunda fase da negociação do montante do reembolso. Na ausência de um benefício adicional significativo, o processo de fixação do preço do produto é mantido através de um grupo de preços de referência. Em ambos os casos, o processo continua até que o preço final seja acordado bilateralmente ou de outra forma, seguindo outros roteiros (G-BA, 2017). O processo de AIM legal necessita de provas, conceção do estudo, contexto, comparador e parâmetro relativamente diferentes dos do processo de avaliação dos benefícios. Entretanto, as empresas requerentes são obrigadas a ultrapassar com êxito ambos os obstáculos para garantir uma entrada no mercado sem problemas e um preço compensador, assegurando o reembolso do sistema.

Este capítulo apresentará uma panorâmica pormenorizada do processo legal de autorização de introdução no mercado de novos medicamentos na Alemanha. A visão geral explicará todas as vias potenciais: PC, DCP, MRP. Em seguida, será discutida a segunda vertente da avaliação, a P&R, específica no âmbito do AMNOG. Será dada mais atenção à análise da situação atual do mercado alemão após a introdução da AMNOG, para realçar as discrepâncias entre os requisitos das entidades reguladoras e dos pagadores na Alemanha. No final deste capítulo, a divergência entre ambas as etapas será clara como o objetivo central da investigação e conduzirá o projeto à parte seguinte da discussão geral das potenciais soluções para essa discrepância no capítulo 4.

3.2 Panorama do processo legal de autorização de introdução no mercado de novos medicamentos na Alemanha

Para obter a autorização legal para um novo medicamento na Alemanha, enquanto membro da UE, o promotor deve ser capaz de ultrapassar os três obstáculos da segurança, eficácia e qualidade. A segurança é garantida pelos resultados dos testes toxicológicos em animais efectuados nas fases preliminares do processo de I&D. Em seguida, os dados de segurança são monitorizados para serem utilizados nas fases seguintes. Em seguida, os dados de segurança são monitorizados e recolhidos para identificar o efeito no ser humano através dos ensaios clínicos de Fase I-III. As três fases dos ensaios clínicos também fornecem informações sólidas sobre a eficácia do novo produto em comparação com outras alternativas em circunstâncias ideais. O terceiro objetivo da garantia de qualidade é mantido através do exame químico para comprovar a conformidade do medicamento produzido com as diretrizes padrão (Miguel e Vargas, 2006). O dossiê do produto submetido à autoridade reguladora deve conter todas as informações relevantes sobre os dados mencionados anteriormente, juntamente com, não exclusivamente, o Resumo das caraterísticas do produto (RCM), o PIL, as especificações finais da embalagem e o plano de gestão de riscos para fins de farmacovigilância (EMA, 2017).

Na PC, a CE inicia a revisão de uma NDA submetida, autorizando a EMA a iniciar o processo de avaliação científica. O procedimento de avaliação é efectuado pelo Comité dos Medicamentos para Uso Humano (CHMP), que é responsável por responder às questões relacionadas com os medicamentos para uso humano em nome da agência. Por sua vez, o comité de avaliação dos riscos de farmacovigilância (PRAC) é responsável pela avaliação de todos os factores de risco e técnicas de gestão dos medicamentos para uso humano. No caso de medicamentos de alta tecnologia, terapias com células somáticas, terapias genéticas ou produtos de engenharia de tecidos, a avaliação do risco-benefício é executada pelo comité de terapia avançada (CAT) (CHMP, 2016).

Com base na avaliação científica da EMA, a CE tem autoridade para conceder, suspender ou rejeitar um pedido de AIM apresentado no âmbito do PC. Se o requerente optar por não registar o novo medicamento a nível da UE/EEE, seja devido a uma decisão interna da empresa ou se o critério do produto não corresponder aos requisitos do PC. Nesse caso, a avaliação será efectuada no âmbito do DCP se o medicamento ainda não estiver registado em nenhum Estado-Membro da UE. Por outro lado, se o medicamento estiver registado em pelo menos um EM, o procedimento de registo adequado seria o PRM (BfArM, 2007). A secção seguinte descreve sucintamente todas as vias possíveis de apresentação, destacando os requisitos de cada procedimento.

- O procedimento centralizado

Antes de submeter um PC, o requerente deve verificar primeiro os critérios de elegibilidade para este procedimento. O medicamento aprovado ao abrigo do PC é válido para ser comercializado em todos os estados membros da UE/EEE. Se é obrigatório ou facultativo submeter-se ao âmbito do PC, de acordo com o artigo 3.º do Regulamento (CE) n.º 726/2004, que define as especificações exigidas a um produto para passar por cada direção (CE, 2004).

- PC Requisitos obrigatórios do âmbito de aplicação (EMEA, 2008):

"É obrigatório que o requerente apresente a NDA no âmbito da PC se as caraterísticas do produto corresponderem a um ou mais dos seguintes critérios:

1- O medicamento que está a ser desenvolvido através de processos biotecnológicos avançados. Ou,
2- O medicamento que **contém** uma nova substância ativa **e** uma indicação terapêutica para uma das seguintes doenças:

- Síndrome de imunodeficiência adquirida
- Cancro
- Diabetes
- Doenças auto-imunes ou virais
- Doença neurodegenerativa

Ou,

3- Medicamentos órfãos "com base no Regulamento (CE) n.º 141/2000 (CE, 1999)".

"A EMA é responsável pela avaliação da designação órfã apresentada por um promotor, devendo o produto satisfazer os seguintes critérios:

1- Se o produto se destina a tratar, prevenir ou diagnosticar uma doença potencialmente mortal ou uma doença crónica.
2- A prevalência da doença na UE não deve exceder 5 em 10.000.
3- A ausência de um instrumento satisfatório para tratar, prevenir ou diagnosticar a doença em causa. Caso contrário, se houver outra opção disponível, o novo medicamento deve apresentar um benefício adicional significativo.

O processo de avaliação dos medicamentos órfãos não demora mais de 90 dias a partir da validação e é efectuado pelo Comité dos Medicamentos Órfãos (COMP)".

- Requisitos de âmbito facultativo do PC:

"O requerente não é obrigado a apresentar o produto no âmbito da PC se as caraterísticas do produto corresponderem a um dos seguintes critérios:

1- O medicamento contém um novo componente ativo químico, biológico ou radiofarmacêutico que:

(A) Constitui uma inovação científica, terapêutica ou técnica. **Ou,**

(B) Fornece uma nova alternativa de gestão das necessidades do paciente (EMA, 2017)."

- Procedimentos harmonizados

Se o produto não for elegível para ser apresentado no âmbito do PC ou se estiver abrangido pelo âmbito opcional, mas a empresa promotora preferir não selecionar o PC. Se a autorização se destinar apenas a um ou mais mercados, devem ser selecionados outros procedimentos:

- Procedimento descentralizado (DCP)
- Procedimento de reconhecimento mútuo (PRM)

Em ambos os tipos de procedimentos, o promotor candidata-se a um Estado-Membro como Estado-Membro de referência (EMR), sendo a sua decisão reconhecida pela autoridade competente do Estado-Membro em causa (EMC). O EMR é responsável pela avaliação do produto com base nos perfis de qualidade, eficácia e segurança para preparar um relatório de avaliação a entregar ao EMC como projeto básico para avaliação posterior. O CMS pode manifestar a sua preocupação relativamente a um risco potencial para a saúde pública decorrente da utilização deste medicamento, mas tal deve ser altamente justificado. Desde 1995, o grupo de coordenação para o reconhecimento mútuo e o procedimento descentralizado para os medicamentos de uso humano (CMD) começou a alinhar-se entre os Estados-Membros. Para lidar com as questões processuais e científicas e gerir os desacordos não resolvidos que exigem a interferência da EMA para arbitragem. A CE tomará a decisão que pode variar entre a aceitação e a rejeição, dependendo da avaliação do perfil do medicamento em termos de benefícios e riscos (CE, 2007). Nesse caso, o interesse do requerente é uma única entrada no mercado. O dossier do medicamento deve ser apresentado apenas nesse Estado-Membro e seguir as diretrizes do procedimento nacional.

3.3 Roteiro para a autorização legal de introdução no mercado de um novo medicamento na Alemanha

> Fase de pré-autorização

Os passos para obter a autorização legal de introdução no mercado de novos medicamentos na Europa começam 18 a 7 meses antes da apresentação. O medicamento é abrangido pelo âmbito de aplicação obrigatório ou facultativo da PC. O titular da autorização de introdução no mercado (AIM), que deve estar legalmente estabelecido no EEE, deve enviar um pedido eletrónico para a verificação da elegibilidade. O pedido deve anexar a justificação da inclusão no âmbito do PC. Com antecedência mínima de dez dias corridos da data proposta para a reunião, caso contrário, a avaliação do pedido será considerada na reunião seguinte (EMA, 2017). **(Figura 3.1)** mostra as etapas de pré-submissão.

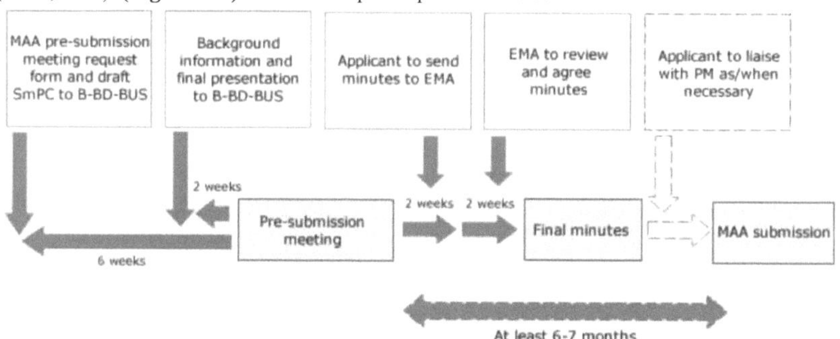

Figura 3.1: Fase de pré-autorização / processo de aprovação de medicamentos (EMA, 2017)

Pelo menos 7 meses antes da apresentação do pedido de autorização de introdução no mercado (AIM), o titular da AIM deve solicitar a intenção de apresentar um pedido de AIM à EMA. Isto tem um efeito positivo na afetação de recursos para ambas as partes, para a indústria, que pode planear estrategicamente a apresentação, e para os comités e peritos da EMA, que podem dedicar o seu trabalho de forma eficiente. Os prazos para a avaliação dos pedidos são publicados posteriormente num calendário genérico que o titular da AIM deve respeitar e conseguir cumprir. Durante este período, 6-7 meses antes da submissão, o requerente deve marcar uma reunião de pré-submissão com a EMA para obter mais informações sobre as diretrizes regulamentares e legais necessárias para um processo de validação sem problemas (EMA, 2016). Em paralelo com a preparação da reunião de pré-submissão, o requerente deve preparar um documento técnico comum eletrónico (eCTD) tecnicamente válido, que é o único formato de pedido autorizado. **(Figura 3.2)** mostra os 1-5 módulos do CTD que devem ser submetidos eletronicamente através de um gateway/cliente web (ICH, 2017).

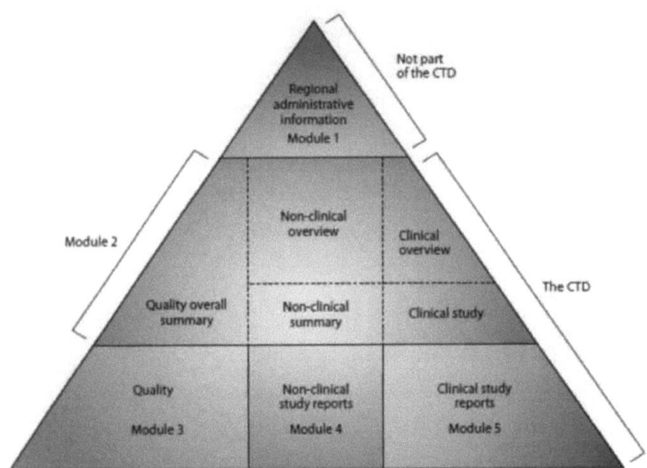

The CTD triangle. The Common Technical Document is organized into five modules. Module 1 is region specific and modules 2, 3, 4 and 5 are intended to be common for all regions.

Figura 3.2: Triângulo CTD (ICH, 2017)

> <u>Fase de apresentação / avaliação científica</u>

O processo de avaliação científica demora até 210 dias a partir da data de apresentação. O processo é executado pelo CHMP e começa com a validação dos documentos apresentados, seguida de uma avaliação primária e de uma avaliação secundária. Se forem necessários esclarecimentos adicionais, o processo pára durante um determinado período de tempo até o requerente voltar com as informações necessárias. Normalmente, o prazo é de 3 meses, mas, por vezes, pode ser prolongado até 6 meses. A equipa científica de todos os estados-membros está envolvida no processo de avaliação, o que significa que, no caso da Alemanha, os cientistas do BfArM estão envolvidos no processo de avaliação (EMA, 2017).

No final do processo de avaliação, a EMA partilha a decisão final com a CE, que concede ou não a autorização do novo medicamento, com base no feedback do comité da EMA, o CHMP. Todos os medicamentos autorizados a nível central são publicados no Relatório Público Europeu de Avaliação (EPAR) (EMA, 2017). O EPAR é publicado pela EMA para cada medicamento concedido no âmbito da PC e autorizado a nível europeu pela CE. Mais informações sobre os produtos rejeitados ou suspensos também estão disponíveis online. A partir de outubro de 2016, os dados clínicos apresentados para uma NDA foram publicados no sítio Web da EMA. A lógica subjacente a esta ação é aumentar o nível de transparência e permitir uma melhor compreensão do processo de tomada de decisão da agência (EMA. 2016).

No caso do DCP ou do MRP, tanto o BfArM como o Pauhl-Ehrlich-institut (PEI) são responsáveis pelo processo de avaliação enquanto autoridades nacionais de licenciamento na Alemanha. Com base no roteiro de submissão eletrónica dos diretores das agências de medicamentos (HMA), ambas as agências aceitam o AIM para um novo medicamento em formato eletrónico, com efeitos a partir de 1st de julho de 2015 para o DCP e 1st de janeiro de 2017 para o PRM, em conformidade com as decisões europeias harmonizadas (BfArM, 2017).

3.4 Os critérios de avaliação do mestrado em Direito

Para o PC, DCP ou MRP, o requerente deve fornecer todos os dados relevantes necessários para a aprovação regulamentar. Estes dados devem abranger a análise analítica, farmacológica e toxicológica do produto. Além disso, todos os pormenores relacionados com os ensaios clínicos concluídos e/ou em curso, dando uma indicação sobre o parecer de peritos, caso exista. O tamanho da embalagem, o PIL, o RCM e as informações de rotulagem também constam da lista de requisitos obrigatórios para o registo, juntamente com o plano de gestão dos riscos. A obtenção da aprovação regulamentar para um novo medicamento, em todos os procedimentos, depende da avaliação do risco-benefício. Os avaliadores procuram provar a eficácia, a segurança e a qualidade do medicamento. O objetivo final é garantir que, tanto a curto como a longo prazo, os benefícios obtidos com o medicamento superam os riscos (CHMP, 2016)

A aprovação regulamentar é concedida a um novo medicamento com base na avaliação científica dos ensaios clínicos apresentados. A avaliação dos ensaios clínicos para efeitos de aprovação regulamentar centra-se principalmente na robustez dos dados para mostrar que o medicamento é eficaz em circunstâncias ideais (CE, 2009). As autoridades considerariam um ensaio clínico aleatório (RCT), que é muito provavelmente controlado por placebo, como a melhor evidência disponível. A intervenção da comparação é o placebo num regime fixo. A avaliação dos resultados do ensaio tem em conta os contextos altamente rigorosos e os grupos de doentes homogéneos com uma elevada conformidade com os critérios de inclusão/exclusão. Os resultados dos ensaios clínicos são examinados em termos de parâmetros de substituição, por exemplo, a tensão arterial, a glucose no sangue ou o nível de colesterol. No final do processo de avaliação, o medicamento pode ser aprovado ou não, consoante a validade interna dos dados (EFPIA, 2014). Os critérios de avaliação e a avaliação dos resultados são relativamente diferentes dos da avaliação da ATS, que tem por objetivo avaliar a validação externa dos dados disponíveis, o que será demonstrado nos critérios de avaliação da P&R.

3.5 As etapas do processo de P&R para novos medicamentos na Alemanha

Desde o dia 1 de janeiro de 2011, após a aprovação da lei sobre a reforma do mercado dos medicamentos pelo Parlamento alemão. A G-BA está incumbida de efetuar uma avaliação dos benefícios dos medicamentos recentemente autorizados e pode recorrer ao apoio do IQWIG como parte independente no processo de avaliação. Desde então, se uma empresa farmacêutica quiser introduzir um novo medicamento no mercado ou obter a aprovação de uma nova indicação para um produto comercializado, é obrigada a apresentar um dossier de benefícios para avaliar o valor acrescentado (GBA, 2017).

O dossier de prestações é representado por 5 módulos, conforme indicado na **Figura 3.3**. O primeiro módulo contém dados administrativos com um resumo das caraterísticas do medicamento. No módulo 2, como introdução geral, a lista de indicações aprovadas apoiada pelos documentos relevantes da agência de aprovação, lado a lado com o projeto final publicado no EPAR. Estes documentos devem ser novamente ilustrados em pormenor no módulo 5, juntamente com os relatórios de eficácia e segurança clínicas, os relatórios de estudos e o plano de gestão dos riscos. O módulo 3 mostra a alegação do benefício adicional aprovado em relação ao comparador adequado, tendo em consideração os grupos de doentes que mais beneficiam com esse medicamento. De acordo com os grupos de doentes selecionados, é também necessário incluir um modelo de BI que mostre as despesas previstas com os fundos de doença. Uma revisão sistemática da literatura de alta qualidade deve ser anexada como módulo 4 para mostrar um benefício adicional significativo em relação ao comparador selecionado, com uma explicação clara sobre os quadros metodológicos e as evidências sobre os resultados alegados (G-BA, 2015).

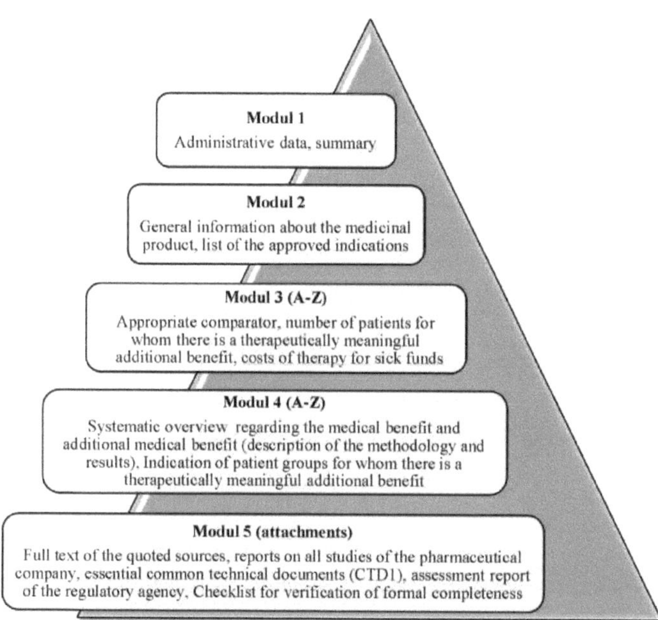

Figura 3.3: Estrutura do Dossiê de Valor (G-BA, 2015)

3.6 O processo de avaliação das prestações complementares

Como se pode ver na **Figura 3.4**, o processo de avaliação do benefício adicional do novo medicamento tem início no prazo de 3 meses após a concessão da AIM. Para o efeito, o requerente deve apresentar ao G-BA um dossier de benefícios, juntamente com todos os estudos e provas relevantes dos benefícios adicionais alegados em relação ao comparador de escolha. Estes documentos devem ser enviados ao G-BA em formato eletrónico, CD ou DVD, acompanhados de uma carta de acompanhamento com a assinatura de uma pessoa autorizada. Antes desta etapa, é opcional, mas altamente recomendável, que as empresas farmacêuticas solicitem uma consulta paga ao G-BA sobre a seleção dos estudos adequados e do comparador mais relevante, de acordo com o "SGB V, secção 35a, parágrafo 7" (Ruof et al., 2014). Está sempre disponível uma via de comunicação aberta por correio eletrónico entre as empresas e o G-BA. O processo de avaliação global é classificado em 2 etapas principais.

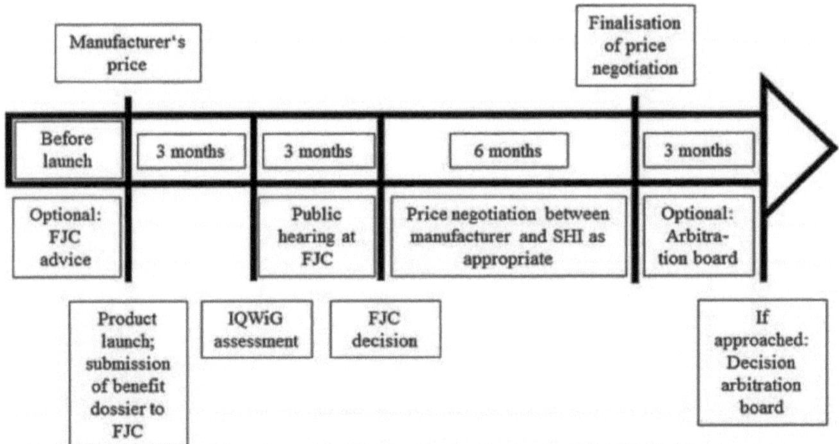

Figura 3.4: Fluxograma AMNOG da avaliação de benefícios (Ruof et al., 2014)

Fase I (avaliação inicial dos benefícios)

A G-BA inicia a avaliação do benefício adicional autorizando o IQWIG a efetuar uma avaliação independente, dependente dos doentes e baseada em provas, do novo medicamento. Todo o processo de avaliação do IQWIG, em colaboração com comités científicos e peritos nacionais e internacionais, é realizado com base nas evidências derivadas das revisões globais da literatura. Independência significa: sem qualquer influência da indústria ou dos fundos de doença para evitar o conflito de interesses em ambos os lados. Considerar a orientação dos doentes é, teoricamente, uma pedra angular no processo de avaliação para mostrar se estes obtêm um benefício explícito com a utilização de um medicamento específico. O benefício adicional sólido pode ser traduzido, por exemplo, em termos de uma redução notável da dor ao utilizar este medicamento como efeito direto. Ou, indiretamente, como um impacto positivo na qualidade de vida, que também pode ser gerado a partir das preferências dos doentes (IQWIG, 2014). No entanto, nem o impacto indireto nem a QV são considerados pelo G-BA como provas fortes dos benefícios adicionais e, consequentemente, não garantem uma decisão de reembolso gratificante. Além disso, os doentes não estão a influenciar suficientemente o processo de tomada de decisão.

Após 3 meses adicionais, o G-BA publicou um decreto com base nos resultados da avaliação dos benefícios. Dependendo de muitos factores, a seleção da terapêutica comparativa adequada (ACT), a probabilidade de existência do benefício adicional em relação à ACT, se existir, e em que medida? A análise destes factores poderá orientar o processo de avaliação dos benefícios adicionais para a segunda fase da negociação do montante do reembolso. Seriam necessários acordos adicionais com a indústria com base no custo anual máximo da terapêutica em comparação com o ACT mais económico. Caso contrário, se o benefício adicional não se manifestar de forma satisfatória, o preço do produto será direcionado para um grupo de preços de referência, conforme predefinido pelo G-BA (Ruof et al., 2014).

Clarificar o conceito de grupos de preços de referência na Alemanha. Trata-se de um instrumento de fixação de preços para cada grupo específico de substâncias farmacêuticas, destinado a definir o limite superior da cobertura do regime de seguro de doença para esses grupos. O sistema dos grupos de preços de referência foi estabelecido em 1988 pela lei da reforma da saúde para conter o aumento gradual das despesas de saúde (GBA, 2017). Com base no SGB V, a G-BA classifica os grupos de referência para os produtos farmacêuticos em: idênticos, comparáveis ou combinações comparáveis dos ingredientes activos. Os cálculos necessários da dose diária equivalente entre os mesmos grupos são medidos pelo G-BA para permitir uma mudança suave dos doentes dentro do mesmo grupo. Após a implementação da lei AMNOG, se o benefício adicional do medicamento apresentado não tiver sido provado. Nesse caso, a G-BA utiliza o grupo de referência de preços para decidir sobre o preço do novo medicamento. A principal preocupação em relação aos grupos de referência de preços é que a lista inclui uma mistura de medicamentos de marca e genéricos no mesmo grupo de princípios activos ou indicações comuns. A concorrência com o preço dos genéricos é um grande desafio para os medicamentos inovadores (GBA, 2015).

Fase II (negociação do montante do reembolso)

A segunda fase do processo de avaliação pode prolongar-se, no máximo, por mais 6 meses. Os horários das reuniões propostas são anunciados pelo SHI, 14 dias antes de cada reunião. O local das reuniões é Berlim, onde o titular da AIM pode ter até 4-5 reuniões para chegar a um acordo sobre o preço de reembolso (G-BA, 2015). Se o medicamento passar com êxito à segunda fase do processo de avaliação, o G-BA decide o montante do reembolso, com base nas seguintes considerações.

- Resultados da avaliação dos benefícios do G-BA.
- O preço do ACT.
- Custo anual total do novo medicamento em comparação com o ACT.
- Custo das vendas anuais noutros países europeus.

No final dos 6 meses, se a empresa promotora não estiver satisfeita com o preço proposto, pode proceder a um processo de arbitragem (Ruof et al., 2014). Após uma prorrogação de mais 3 meses, o empresário farmacêutico pode conseguir atingir o preço-alvo, que é suscetível de uma ligeira modificação. No entanto, se não for estabelecido um acordo, podem ser tomadas outras medidas que variam entre uma ação judicial, a rescisão bilateral e unilateral do acordo ou um novo pedido de avaliação dos benefícios, se estiverem disponíveis novos estudos (GBA, 2015).

Passagem dos grupos de preços de referência, em caso de ausência de benefícios adicionais, para o preço de referência internacional (PIR) para os grupos com benefícios adicionais aprovados. O PIR é decidido em função de um cabaz de países específico. Para compreender o conceito de PIR, vale a pena mostrar o critério de seleção do cabaz de países de referência, que se baseia principalmente em 3 critérios (EFPIA, 2014):

- Centrar-se em países com a mesma situação económica/ crescimento do produto interno bruto (PIB) per capita.
- O cabaz deverá contribuir para quase 80% da população europeia (com exceção da Alemanha).
- O cabaz deve também incluir países não europeus.

O IRP é um mecanismo amplamente utilizado para controlar os preços em toda a UE e definir o montante de reembolso dos medicamentos. O conceito foi originalmente criado para ajudar os países com baixo poder de negociação ou que não dispõem de um sistema de ATS bem concebido a impor a igualdade e a acessibilidade dos preços (EFPIA, 2014). Apesar disso, as considerações do sistema alemão de referenciação de preços, até certo ponto, estão bem concebidas em termos de: comparação dos preços com países com o mesmo poder económico. Além disso, os critérios de seleção de preços são comparados sem o IVA, uma vez que este pode diferir de país para país, mas outros factores-chave foram ignorados. Em primeiro lugar, até à data, o processo de cálculo do montante de reembolso na Alemanha não é suficientemente transparente para o sector. Aparentemente, o preço indicado baseia-se no preço mais baixo da lista de todos os países e não é calculado de acordo com os preços médios do cabaz. Em segundo lugar, a inclusão no cabaz de alguns outros países europeus que não dispõem do mesmo sistema de solidariedade constitui uma grande disparidade. Mais ainda, a disparidade com a referência a países não europeus que podem ter uma estrutura de sistema de saúde completamente diferente. Há muitas outras questões que devem ser consideradas, como a proteção da propriedade intelectual, que apresenta situações diferentes devido às várias fases do ciclo de vida dos produtos em cada país. As diferentes economias de escala entre países também não devem ser negligenciadas. Esta pode ter uma influência financeira nas empresas dos países com baixo volume de vendas. É compreensível que os preços de outros países sejam considerados no topo da lista de instrumentos de referência de preços, mas não devem ser considerados como o principal fator. Se a mentalidade da referenciação de preços continuar a centrar-se no preço mais baixo da lista, isso representará um risco potencial para o acesso dos doentes, a inovação e o processo de I&D em geral (Theidel e von der Schulenburg, 2016).

3.7 Os critérios de avaliação da P&R

A avaliação dos benefícios dos novos medicamentos tem requisitos relativamente diferentes dos necessários para a AIM legal. O conceito principal do processo de P&R depende da avaliação das provas do mundo real (RWE). Para verificar a funcionalidade do novo medicamento, não só numa comparação ativa com a opção de tratamento padrão, mas também em circunstâncias reais. Num regime de cuidados flexível, os critérios de conformidade e de seleção do comparador em que o medicamento é testado em indivíduos heterogéneos (EFPIA, 2014). Os resultados do medicamento avaliado não são medidos em termos de pontos finais substitutos como na etapa de avaliação regulamentar. A tensão arterial ou os níveis de colesterol já não têm um valor precioso no procedimento de avaliação dos benefícios. Em vez disso, as complicações cardiovasculares, a remissão ou as taxas de hospitalização são exemplos de resultados que teriam uma enorme influência na tomada de decisões. Tal como a mortalidade, a morbilidade e a qualidade de vida relacionada com a saúde (QVRS) são os domínios de interesse no processo de avaliação dos resultados (Ruof et al., 2014). A "ausência de benefício adicional" é um dos resultados da etapa de avaliação do nível de benefício adicional que se segue à decisão original sobre a existência do benefício adicional. Os resultados da probabilidade de existência de benefícios adicionais variam entre: prova, sugestão e indicação. Por outro lado, os resultados da extensão do benefício adicional são classificados em: importante, significativo, marginal ou não quantificável e qualquer uma destas categorias pode conduzir a uma decisão positiva sobre a avaliação do benefício. Se os resultados revelarem que o benefício acrescentado é nulo ou reduzido, isso terá um impacto negativo na decisão de fixação do preço. No entanto, a comprovação de um valor acrescentado significativo pode aumentar as possibilidades de obter um preço mais elevado, embora não seja o único fator de influência. Como mencionado anteriormente, o IRP e as despesas totais do sistema de saúde desempenham um papel importante na decisão final da etapa de negociação do valor do reembolso (EFPIA, 2014). Vale a pena destacar os critérios especiais de avaliação dos medicamentos órfãos como uma das principais preocupações sobre as técnicas de implementação do AMNOG. Teoricamente, os medicamentos órfãos deveriam passar diretamente para a fase II do processo. Uma vez que o benefício adicional já foi comprovado durante a fase de avaliação do medicamento órfão (EMA, 2017). No entanto, se for efectuada uma comparação com uma opção atualmente disponível, esta não deve ser considerada como a lista predefinida do G-BA do ACT. Em alternativa, a arbitragem seria efectuada em relação aos comparadores de escolha nos ensaios pivotais apresentados na fase de aprovação regulamentar junto da EMA. No entanto, apesar das supostas especificações relativamente diferentes da avaliação dos benefícios dos medicamentos órfãos, Schneider et al., em (2016), publicaram na 21st ISPOR meeting resultados interessantes sobre a interação do G-BA na avaliação dos benefícios dos medicamentos órfãos. Os resultados mostram que o G-BA está quase a tentar cumprir a mesma lista de requisitos que os medicamentos normais. Em primeiro lugar, dos 35 medicamentos órfãos avaliados, apenas 1 medicamento é eleito como tendo um benefício adicional sem qualquer ensaio clínico disponível. E a classificação do benefício adicional para este medicamento foi menor. Em contraste, com os ensaios clínicos randomizados, 14 medicamentos provaram ter um benefício adicional, sendo que a classificação do benefício adicional foi menor ou considerável. Isto leva a concluir que a mesma preocupação com o desenho do estudo influencia o processo de P&R, mesmo no caso dos medicamentos órfãos. A segunda conclusão é que, qualquer que seja a classificação do benefício adicional - menor, considerável ou mesmo não quantificável - e com ou sem ensaios clínicos randomizados disponíveis, não houve grande influência no acordo sobre o preço final. Nomeadamente, nenhuma avaliação isolada revela um benefício adicional claro. A análise concluiu que a avaliação do benefício adicional para os medicamentos órfãos é altamente influenciada pela conceção do estudo e pelos critérios de seleção do ECA, mesmo para os medicamentos órfãos que têm um benefício adicional previamente comprovado durante a fase de aprovação regulamentar.

3.8 Análise da situação do AMNOG

A crescente incerteza sobre o processo AMNOG entre os fabricantes de produtos farmacêuticos é apoiada por muitas actividades de investigação que foram realizadas para avaliar o desempenho do processo AMNOG. Ruof et al. em (2014) analisaram os critérios de avaliação após 18 meses da introdução do AMNOG. A análise destacou a discriminação em muitos elementos do processo de avaliação dos benefícios. Em primeiro lugar, os critérios de seleção do ACT ignoram o comparador de escolha anterior que foi previamente acordado com a entidade reguladora. Em segundo lugar, as normas da MBE, das quais o processo de avaliação é altamente dependente, são tendenciosas, principalmente no que respeita à conceção direta dos estudos clínicos. Apreciar apenas um desenho de estudo não corresponde às recomendações de MA da EMA ou ao que é publicado no EPAR. A mentalidade da G-BA em relação à seleção do ACT e à conceção do estudo deve passar de considerar a melhor evidência teoricamente possível para a evidência superior disponível (VFA, 2014). Além disso, apesar da reunião introdutória altamente recomendada para a indústria com o G-BA, que daria uma visão clara sobre a seleção do ACT, é um desafio para a indústria, muito depois do registo, fornecer provas consideráveis contra o ACT selecionado pelo G-BA. No entanto, se o requerente não determinar claramente o ACT no dossiê de benefícios, a decisão da G-BA será "sem benefício adicional" prematuramente, o que terá uma influência altamente negativa na decisão de fixação de preços (GBA, 2016). A discriminação refere-se, em geral, ao quadro metodológico do processo de avaliação, que não tem uma abordagem unificada clara que possa ser utilizada de forma sistemática em todos os processos de avaliação. Mais importante ainda, estas preocupações metodológicas seriam um fator determinante para uma melhor harmonização entre as entidades reguladoras e os pagadores, se tratadas corretamente.

Os dados numéricos são apresentados na **(Figura 3.5)**, após 5 anos da introdução da lei AMNOG na Alemanha. Os resultados mostram que 204 produtos iniciaram o processo de avaliação. Apenas 166 passaram a fase inicial de avaliação dos benefícios. 120 deles chegaram com sucesso à fase final de negociação do montante do reembolso. Por outro lado, 12% das NDA não foram avaliadas de todo e, para outros 12%, não foi apresentado qualquer dossier de benefícios. Além disso, registaram-se 20 retiradas do mercado, o que pode ser atribuído aos requisitos, de certa forma práticos, não válidos do processo AMNOG (VFA, 2014).

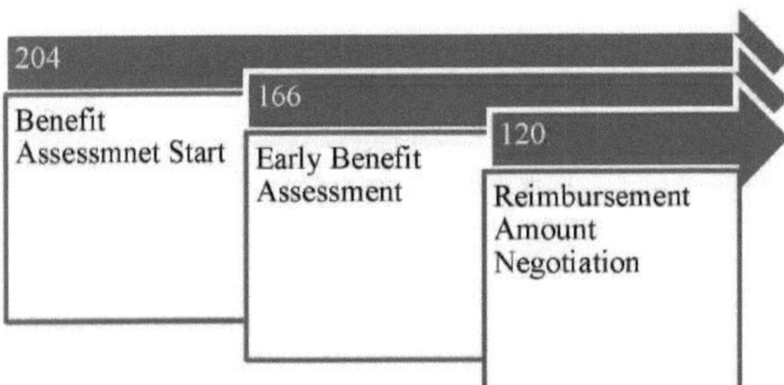

Figura 3.5: Análise da situação do AMNOG em 2016 (VFA, 2014)

Até há pouco tempo, não se pode prever uma metodologia normalizada para a avaliação dos benefícios adicionais efectuada pelo G-BA nem uma ligação de dependência à decisão de outras agências, como o Instituto Nacional para a Saúde e a Excelência dos Cuidados (NICE) ou a autoridade nacional francesa para a saúde "Haute Autorite de sante" (HAS). O G-BA molda a decisão final sobre a avaliação dos benefícios de forma independente, com base numa seleção específica de comparadores e na medição de resultados sólidos de uma forma relativamente pouco transparente. A situação recente das diretrizes AMNOG exige que as empresas traduzam os dados disponíveis dos ensaios científicos em parâmetros concretos em termos de mortalidade, morbilidade ou qualidade de vida. O dossier de valor apresentado deve propor um preço relevante para o produto em investigação, clarificando as populações/subpopulações; o custo anual e um modelo de BI abrangente (Ruof et al., 2014). Em 2014, o relatório da AMNOG sobre os preços propostos para 42 produtos, em comparação com um cabaz de preços de referência de 15 países, mostra que os preços alemães são 86% inferiores à média europeia e 40% inferiores ao preço mais baixo dos mesmos medicamentos nos países de referência (VFA, 2014), conforme a **Figura 3.6**.

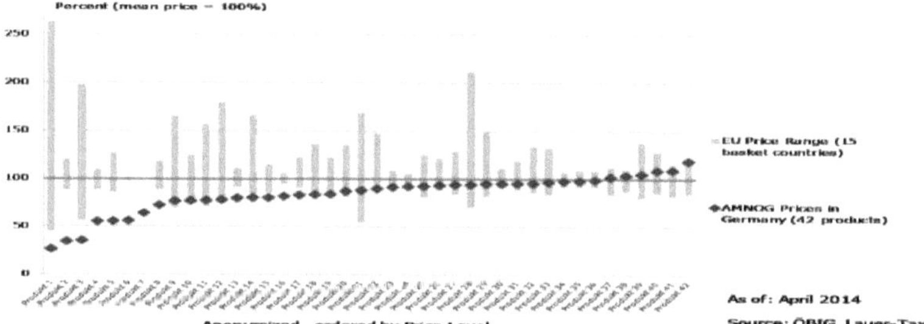

Figura 3.6: Preços alemães comparados com os preços médios europeus (VFA, 2014)

3.9 Resumo

Em suma, as empresas farmacêuticas têm de passar por um processo difícil para fornecer aos doentes medicamentos registados e reembolsados na Alemanha. A primeira etapa do MAA legal começa 18-7 meses antes da apresentação do MAA à EMA. O processo de avaliação é da responsabilidade do CHMP e pode durar até 210 dias, no final dos quais a CE autoriza o novo medicamento na UE/EE, partindo do princípio de que o perfil do medicamento apresenta resultados positivos em termos de risco-benefício. A apresentação do PC deve ser efectuada sob a forma de um eCTD tecnicamente válido. No caso do DCP ou do MRP, o dossiê eletrónico deve ser apresentado ao BfArM ou ao PEI através de CD/DVD. Todos os procedimentos de registo são executados sob a autoridade da CE, que pode aprovar ou rejeitar o pedido de autorização de introdução no mercado com base no parecer dos comités científicos. O processo de autorização legal é altamente transparente e depende da avaliação das melhores evidências disponíveis sobre a segurança, a eficácia e a qualidade do medicamento.

A segunda junção do processo de introdução no mercado na Alemanha é a etapa de P&R. O processo segue as diretrizes da AMNOG desde 2011 e está dividido em duas fases. A primeira fase é a avaliação inicial dos benefícios e a segunda é a negociação do montante do reembolso. O dossiê de benefícios deve ser apresentado à autoridade competente, o G-BA, que autoriza o IQWIG a efetuar uma avaliação independente do novo medicamento com base na avaliação dos benefícios adicionais em relação a um ACT predefinido. O processo de avaliação dos benefícios tem requisitos mutuamente exclusivos em relação à etapa de AIM legal. Além disso, o enquadramento metodológico do processo ainda não é transparente para a indústria. O dilema em torno do processo gera um impacto negativo no processo de I&D, que pode representar uma ameaça para a saúde pública devido ao acesso incerto dos doentes aos medicamentos inovadores. É provável que tal aconteça se as empresas não obtiverem preços de reembolso prometedores e decidirem sair do mercado. Há muitas preocupações relacionadas com a seleção dos ACT, a magnitude do benefício adicional e os critérios de avaliação dos resultados. Por outro lado, o excesso de regulamentação no processo de avaliação dos benefícios em termos de estratégia IRP ou do custo anual total está a exercer uma pressão adicional sobre o sector e não assegura um ambiente adequado para uma sustentabilidade saudável. Os desafios globais podem ser divididos em duas partes: em primeiro lugar, a divergência dos critérios de avaliação nos processos de AG e de P&R. E, em segundo lugar, a natureza contestável e pouco transparente das diretrizes AMNOG relacionadas com o processo de avaliação dos benefícios. O próximo capítulo começará por apresentar algumas das iniciativas propostas a nível mundial para resolver esta discrepância. Em seguida, serão apresentadas acções adicionais recomendadas a serem consideradas para a otimização do AMNOG.

CAPÍTULO 4

Discussão geral

4.1 Introdução

Conforme discutido durante todo o projeto, devido à evolução dos factores económicos e sociais, os organismos de ATS e os pagadores contribuíram recentemente para um papel mais influente na ativação comercial dos medicamentos inovadores no mercado alemão. Para além de garantir a autorização legal de introdução no mercado, que já não é o objetivo final da indústria farmacêutica, a entrada no mercado tornou-se altamente dependente de um conjunto distinto de critérios que é altamente influenciado pelo sucesso do processo de comparticipação. A divergência entre as necessidades dos decisores em cada etapa, regulamentar e de P&R, deu origem a novas medidas a considerar. A consideração de requisitos mutuamente exclusivos comprime os planos financeiros da indústria, o que pode levar, a longo prazo, ao colapso do sector (Eichler et al., 2010).

A única solução para o sector ultrapassar as recentes discrepâncias é duplicar os estudos clínicos realizados. Depois de obter a AIM, a indústria deve criar análises ad hoc com o ACT relevante e/ou traduzir os parâmetros de substituição em resultados clínicos mensuráveis. É a solução teórica, mas não aplicável, para obter uma decisão de reembolso positiva e fazer cumprir a AIM sem significado comercial. No entanto, o processo não transparente de avaliação dos benefícios e a baixa probabilidade de obter um preço mais elevado diminuiriam a motivação para investir na realização de ensaios adicionais. Além disso, os requisitos de ATS não são aplicáveis, em especial para algumas áreas de doença, em termos de conceção do estudo, seleção de ACT ou prova sólida necessária dos parâmetros rigorosos (Eichler et al., 2010). No entanto, a produção de novas provas clínicas interromperá a agenda comercial da indústria e atrasará o acesso dos doentes aos medicamentos. No entanto, partindo do princípio de que a indústria aceitaria com relutância a realização de estudos adicionais, tal pode garantir o sucesso da comparticipação num mercado. Isto significa que a indústria deve tolerar os custos e esforços adicionais para obter, na melhor das hipóteses, um preço superior num único país onde os ensaios são adaptados de acordo com as especificações da ATS local. Tendo em conta a situação acima referida, a indústria está a enfrentar uma pressão incremental para investir mais no processo de desenvolvimento, o que contradiz a satisfação dos planos financeiros (VFA, 2014).

Olhar para o futuro do processo de I&D, em termos da disponibilidade da indústria para investir versus a probabilidade de ser satisfatoriamente reembolsado no mercado, não é promissor. O processo de I&D já sofreu, nos últimos 60 anos, uma inflação notável, que pode ser traduzida pelo número decrescente de medicamentos aprovados por mil milhões de dólares (E.CA 2012). Apesar dos avanços tecnológicos, científicos e administrativos, que contribuíram para uma melhor organização do processo, a atitude cautelosa dos reguladores obrigou a um custo adicional para a indústria. Uma das principais razões foi a necessidade de garantir um elevado perfil de segurança dos novos medicamentos após a experiência de muitas retiradas do mercado devido aos eventos adversos registados (Scanell et al., 2012). Com um novo obstáculo, a P&R, prevê-se que a taxa de inflação continue a crescer e que a eficiência do processo de desenvolvimento de medicamentos seja afetada de forma mais negativa (Eichler et al., 2016). Num espetro alargado, as restrições podem reduzir a taxa de emprego na indústria, que é uma pedra angular em muitas economias (PhRMA, 2015).

As consequências traumáticas vão deparar-se com a inovação e estender-se-ão aos doentes. Estes podem ser privados do mérito de receber os medicamentos inovadores para vencerem as suas batalhas contra as doenças em evolução. Mais precisamente, o atraso no acesso ao mercado dos medicamentos destinados a doenças específicas, devido aos requisitos de reembolso, irá aumentar a desigualdade entre os doentes. Um doente com cancro, por exemplo, não tem a mesma oportunidade de ser tratado como um doente diabético que está atualmente estável com um medicamento padrão de ouro de baixo preço (Kleijnen et al., 2016). Não só para as doenças graves, mas também para os medicamentos para as doenças menores. Por exemplo, a ficha informativa da OMS sobre a resistência antimicrobiana (2016) revelou uma grande ameaça para a saúde pública. Justificar-se-á que o empresário farmacêutico forneça um novo antibiótico cujo preço será comparado com o de um padrão de ouro com 20 anos? A mentalidade empresarial da indústria preferiria optar por uma área de doenças crónicas em que os seus produtos fossem referenciados como medicamentos de preço mais elevado. Para além dos encargos para a indústria e para os doentes, os organismos de ATS e os próprios pagadores partilham uma parte deste impacto. Efetuar uma nova avaliação para os novos medicamentos, que já foram avaliados pelos reguladores, constitui um esforço duplicado, tempo e custos adicionais que não podem ser justificados em termos da eficiência da afetação dos recursos. Em conjunto, o efeito desfavorável da situação atual estender-se-á aos doentes, à indústria, ao sistema de saúde e à sociedade em geral (VFA, 2014). Depois de investigar o efeito maciço em todas as partes, a conclusão das principais preocupações pode ser classificada em dois pontos. O primeiro ponto é: as discrepâncias entre os requisitos das entidades reguladoras e dos pagadores e, em segundo lugar, os critérios de avaliação praticamente não válidos dos pagadores. Este capítulo destacará as acções iniciadas que foram implementadas como reação das autoridades para modificar o processo de entrada no mercado dos novos medicamentos. O facto de as autoridades tomarem estas medidas reforça a ideia do projeto de investigação de que a situação é percetível ao ponto de desencadear a interação dos decisores como um ponto de vista popular.

A discussão de cada proposta apontará, quando disponíveis, as limitações de cada abordagem através da verificação dos progressos da implementação. Em primeiro lugar, as iniciativas de diferentes partes, começando pelas abordagens dos pagadores para interagir mais cedo com a indústria. Em seguida, a entidade reguladora, a EMA, apresenta um projeto-piloto para a interação bipartida e tripartida com os organismos de ATS e os fabricantes. Consequentemente, a discussão revelará o projeto de harmonização da ATS em curso na Europa. A lei de alteração 3rd dos Medicamentos Alemães representará um exemplo de uma ação específica na Alemanha. A segunda parte deste capítulo destacará as modificações altamente recomendadas das actividades internacionais mencionadas anteriormente e os pressupostos para a otimização das actuais especificações AMNOG.

4.2 As acções iniciadas para facilitar a entrada dos novos medicamentos no mercado

Tendo em conta as potenciais implicações da fixação de preços com base no valor, foram adoptadas algumas iniciativas pelas entidades pagadoras para orientar a indústria farmacêutica no sentido de uma melhor conjetura do processo de fixação de preços. A primeira proposta a ser discutida é a comunicação precoce entre as entidades pagadoras e a indústria. O conceito de comunicação precoce foi iniciado em 2009 pela ação de três eminentes comités de avaliação dos benefícios: o comité consultivo dos benefícios farmacêuticos (PBAC) na Austrália, a agência canadiana para os medicamentos e a tecnologia na saúde (CADTH) e o NICE em Inglaterra. Estes comités anunciaram a possibilidade de realizar uma reunião de aconselhamento pré-submissão com as empresas farmacêuticas que planeiam lançar um novo produto no mercado (Wonder, 2014). A reunião foi proposta para ser realizada antes da apresentação do dossier de benefícios à agência designada em cada país. A situação na Alemanha não é heterogénea, uma vez que o G-BA oferece uma reunião consultiva, a pedido da indústria, para esclarecer o desenho de estudo preferido a apresentar, o conteúdo dos documentos e a forma de diferenciação entre as aprovações legais finais e pendentes. A reunião de aconselhamento destina-se a permitir uma melhor compreensão da seleção do ACT e dos resultados relevantes (G-BA, 2011). Apesar de tal reunião proporcionar mais esclarecimentos à indústria, tende a ser muito posterior à produção de provas clínicas. Assim, quaisquer alterações importantes que possam ser recomendadas pelos pagadores nesta altura só podem ser tratadas com ensaios adicionais, em especial o próprio desenho do ensaio é normalmente contestado. Além disso, os pagadores podem solicitar um novo comparador ou uma tradução dos parâmetros de substituição. E a inviabilidade de efetuar estudos inovadores já foi discutida anteriormente (Henshall et al., 2011).

A proposta de interação precoce com os pagadores conduziu a uma consequência lógica de uma iniciativa de comunicação precoce tripartida entre a indústria, as entidades reguladoras e os pagadores. É digno de nota que a antecipação dos resultados da comunicação precoce entre as três partes é altamente discutível. Tal deve-se à divergência de antecedentes, critérios de avaliação, interesses e objectivos dos pagadores e das entidades reguladoras. Este facto pode tornar muito difícil chegar a um acordo comum. Além disso, devido à evolução do interesse político em avaliar os novos medicamentos, apenas em termos da probabilidade de representarem uma boa relação qualidade/preço (Nordon et al., 2016). No entanto, um estudo piloto foi executado em (2009) para mostrar os benefícios potenciais que poderiam ser obtidos a partir de uma comunicação precoce na Austrália entre; administração de bens terapêuticos (TGA), secretariado PBAC como um órgão HTA e o fabricante de medicamentos. A avaliação foi efectuada para 2 medicamentos em diferentes áreas de doença em processo de desenvolvimento. O principal objetivo do estudo era verificar até que ponto seria viável a interação precoce entre todas as partes interessadas e até que ponto esta ação poderia ser aplicada de forma contínua. Após uma preparação preliminar para dar uma breve ideia da situação, foi dado um feedback verbal ao longo de 2 horas de reunião entre todas as partes interessadas. A satisfação do sector com o feedback dado foi relativamente elevada em termos de alinhamento e praticabilidade (Wonder et al., 2013).

Do lado europeu, devido à importância prevista de fornecer prontamente aos doentes os medicamentos inovadores, foi lançado em 2010 um projeto-piloto de aconselhamento científico paralelo EMA/HTA. O objetivo era permitir que a indústria farmacêutica tivesse uma visão holística sobre a potência dos novos medicamentos em termos de autorização legal e requisitos de P&R ao mesmo tempo. Em qualquer altura do ciclo de desenvolvimento, o fabricante pode ter uma ideia sobre a avaliação risco-benefício, bem como sobre a avaliação do benefício adicional, mediante pedido (EMA, 2017). O processo divide-se em 4 fases, como se segue:

1. A fase de pré-notificação, em que o requerente mostra a tendência para uma discussão informal com a EMA e o organismo de ATS designado para apresentar os dados do novo medicamento, a fundamentação do processo de desenvolvimento e o calendário proposto para o desenvolvimento. Nesta fase, o fabricante deve notificar qual o organismo de ATS que estará envolvido no processo, quer se trate da introdução nacional ou regional.

2. A fase de pré-submissão, uma vez que o requerente pode obter um feedback sobre a validade dos documentos apresentados para tratar as questões de ATS.

3. A fase de avaliação requer uma reunião presencial entre todas as partes interessadas.

4. Na fase de aconselhamento, após a reunião, o promotor receberá uma comunicação escrita de cada uma das partes, EMA e HTA, incluindo as recomendações científicas regulamentares e o respetivo parecer da agência de HTA.

O facto de se considerar um aconselhamento alinhado entre a regulamentação e a ATS exige uma harmonização prévia entre os critérios de avaliação das entidades reguladoras e dos pagadores. Uma vez que os requisitos mutuamente exclusivos de ambas as partes podem tornar a interação tripartida mais difícil. Além disso, recomenda-se vivamente que algumas iniciativas regulamentares sejam executadas pelas entidades pagadoras. Por exemplo, a EMA iniciou várias abordagens para acelerar o processo de autorização legal, a fim de acelerar o acesso dos doentes aos medicamentos. A abordagem de licenciamento adaptável e o esquema PRIME, como exemplos das abordagens da EMA, foram estabelecidos para fornecer aos doentes, o mais rapidamente possível, os medicamentos com necessidades clínicas não satisfeitas. No entanto, devido ao aumento constante da influência dos pagadores, estes esforços foram recentemente contrariados. Uma vez que a mera não-inferioridade do novo medicamento já não é suficiente para garantir nem o sucesso financeiro deste medicamento nem a acessibilidade dos doentes (EMA, 2017).

A nível europeu, um esforço paralelo reflectiu-se ainda mais na proposta de harmonização da ATS apresentada pela CE como um motor para a melhoria da eficiência do processo. Antes da situação de congestionamento da P&R dos novos medicamentos na Europa, a CE e os ministros da saúde consideraram a questão da harmonização da ATS politicamente importante e apelaram à criação da EUnetHTA em 2004. A notável dependência crescente de muitos Estados em relação à ATS, do ponto de vista científico, económico e político, incitou à necessidade de desenvolver uma rede unificada (EUnetHTA, 2012). Desde o início do projeto, em 2006, foram estabelecidos objectivos bem definidos, centrados fundamentalmente em 3 domínios:

1. A afetação eficaz dos recursos resultou da colaboração entre os Estados-Membros para economizar os esforços que se sobrepõem. Para além disso, a troca de informações no âmbito da rede permite poupar mais tempo e esforço.
2. Ligação fiável entre a ATS e a tomada de decisões políticas no sector dos cuidados de saúde.
3. Assistência dos Estados da UE onde ainda não existe um sistema avançado de ATS para tomar decisões mais bem informadas em vez de confiar no instinto.

O desenvolvimento contínuo da EUnetHTA pode ser demonstrado em três etapas. A primeira ação conjunta (2010-2012) teve como principais objectivos a criação de um modelo central de ATS baseado na análise e recuperação das informações estruturadas disponíveis sobre ATS. O segundo objetivo era melhorar a metodologia de avaliação da eficácia real para integrar as orientações de avaliação no modelo central de ATS. Por último, e reflectindo um dos objectivos básicos de todo o projeto, facilitar o intercâmbio das informações recolhidas sobre a produção de provas (EUnetHTA, 2017). De acordo com a (Diretiva da UE 24/2011) relativa aos direitos dos doentes nos cuidados de saúde transfronteiriços. Seguiu-se a ação conjunta 2 (20122015) com objectivos mais ambiciosos que visam uma maior colaboração no âmbito da rede para permitir a aplicação da ATS transfronteiriça. Como outra ação de apoio à harmonização da ATS, a CE financiou o início do programa SEED (Shaping European Early Dialogues). O projeto-piloto SEED foi criado como um passo adicional baseado nas experiências da ação conjunta EUnetHTA 2 para orientar a indústria farmacêutica para os dados adequados necessários para apoiar a decisão de reembolso. A estrutura proposta para o programa dedicou 7 vagas para os produtos farmacêuticos e 3 para os dispositivos médicos em fase de desenvolvimento (SEED, 2013). A fim de garantir a parceria interestatal através de um objetivo mais amplo de sustentabilidade, foi desenvolvido o terceiro objetivo da ação conjunta (2016-2020). Manter a sustentabilidade da cooperação voluntária a nível nacional e regional para construir um modelo de ATS na Europa com base no sucesso das últimas acções conjuntas. Os objectivos comuns do projeto são considerados altamente benéficos para os interesses dos sistemas de saúde, das agências de ATS ou dos pagadores. Isto reduziria o duplo esforço, o tempo e o custo desperdiçados e aceleraria o acesso dos doentes aos medicamentos inovadores (EUnetHTA, 2017).

Na Alemanha, uma ação específica é representada pela lei de alteração 3rd da lei alemã dos medicamentos, que foi estabelecida em 2013. Os objectivos eram, principalmente, introduzir mais flexibilidade nos critérios de seleção dos ACT. Por outro lado, ultrapassar a rejeição quase formal dos ensaios clínicos com base na conceção dos mesmos. Além disso, sublinhar que, mesmo com o insucesso da prova do benefício adicional, o preço dos medicamentos não deve ser remetido para os genéricos, incluindo os grupos. No entanto, os objectivos propostos por esta lei foram adaptados às principais preocupações relativas à AMNOG, embora a VFA em (2014) tenha concluído que a lei de alteração 3rd não atingiu, de forma adequada, nenhum destes objectivos. Com efeito, a percentagem de medicamentos em avaliação que têm a flexibilidade de ter mais de um ACT apenas aumentou de 11% para 12%. E os estudos não considerados nos dossiers apresentados, apenas devido ao desenho do estudo, diminuíram ligeiramente de 9 para 7%. Para além disso, a âncora do preço dos genéricos continua a fazer descer o montante da comparticipação durante a segunda fase da avaliação (VFA, 2014).

4.3 As acções adicionais recomendadas a realizar

As acções adicionais começarão com os ajustamentos recomendados após a implementação das iniciativas supramencionadas. Em seguida, serão propostas acções adicionais que devem ser acrescentadas. Em primeiro lugar, a abordagem de interação precoce com os pagadores ou a proposta de interação científica precoce tripartida devem ajudar a indústria a antecipar melhor o acesso dos novos medicamentos ao mercado. Uma participação holística de todos os decisores ajudaria cada uma das partes a sair-se melhor. No entanto, tratar o pedido de autorização de introdução no mercado de forma retrospetiva, depois de terminado o processo de desenvolvimento, é extremamente controverso. Imporia restrições à indústria, muito tempo após a produção de provas clínicas, e poderia atrasar o acesso dos doentes aos medicamentos devido à necessidade de novas provas. É necessário considerar uma ligeira alteração destas iniciativas aquando da sua implementação, ou seja, que essa interação deve ter lugar com a indústria logo na fase III (Wonder, 2013). No entanto, o aconselhamento científico paralelo que foi inaugurado pela EMA à indústria não contribui para uma melhoria significativa no processo de entrada no mercado no âmbito da atual divergência das especificações dos pagadores. Para ultrapassar esta situação, a harmonização entre os reguladores e as necessidades dos pagadores deve ser estabelecida numa fase anterior, com a participação ativa de um organismo regulador para efetuar a avaliação com base, principalmente, em recomendações médicas (Eichler et al., 2015). Os critérios de avaliação dos reguladores e dos pagadores devem ser harmonizados em todos os aspetos. Em primeiro lugar, o desenho do estudo deve ser clarificado desde as fases iniciais do desenvolvimento clínico dos novos medicamentos. Ambas as partes devem chegar a acordo sobre uma conceção de estudo comum, mas exequível, a executar pela indústria. O facto de as entidades pagadoras considerarem os ensaios clínicos aleatórios comparativos como a única prova de superioridade é uma decisão relativamente inadequada que não conduziria ao objetivo final de fornecer aos doentes, o mais rapidamente possível, os medicamentos inovadores. Além disso, nalguns casos, nem sequer é eticamente válido ou exequível realizar um ensaio clínico aleatório, ao passo que um estudo cruzado, por exemplo, seria a melhor opção disponível. Em segundo lugar, os critérios de seleção do ACT devem ter alguma flexibilidade e não ser limitados pelos critérios predefinidos do G-BA. Por último, e devido ao facto de não existirem ferramentas de extrapolação para avaliar os pontos finais substitutos, as entidades pagadoras devem seguir as recomendações das entidades reguladoras relativamente à eficácia dos novos medicamentos, pelo menos, para uma aprovação inicial. Caso contrário, a aprovação condicional da EMA não terá qualquer significado se os pagadores não aceitarem esperar pela produção de mais provas através dos ensaios clínicos em curso (Levine et al., 2002).

Além disso, até à data, a QV não é considerada pelos pagadores como um parâmetro de interesse valioso. Mesmo para algumas doenças como o cancro, um parâmetro como a sobrevivência livre de progressão (PFS), por exemplo, não é apreciado pelos pagadores como um resultado valioso, apesar de ser a única prova aplicável para o benefício adicional dos medicamentos para essa área de doença (Wonder, 2013). Por outro lado, os doentes e os seus médicos devem estar mais envolvidos na avaliação dos resultados. As preferências dos doentes não devem ser subestimadas, apenas porque não existem provas sólidas sobre os resultados clínicos finais ou devido à probabilidade de conflito de interesses. Tendo em conta os resultados promissores do envolvimento dos doentes na decisão nos projectos-piloto realizados pelas redes Tapestry em (2012), que mostraram uma natureza mais objetiva da avaliação dos resultados, poderia ser alcançado através do envolvimento dos doentes no processo de tomada de decisão. Por fim, uma análise de custo-utilidade baseada nas preferências dos doentes ou uma modelação de decisões para antecipar os efeitos futuros são abordagens altamente recomendadas como complemento da análise custo-efectiva, que já é considerada pela maioria dos pagadores em toda a Europa (Campbel, 2011). A obtenção de um modelo unificado de ATS facilitaria a missão da indústria de alcançar a satisfação a um nível mais alargado. Isto garantiria a vontade da indústria de investir mais na produção de provas, especialmente se o ROI se destinar a um âmbito mais alargado. Por outro lado, o acesso dos doentes aos medicamentos será assegurado ao mesmo nível, para além de se conseguir uma melhor afetação de recursos por parte dos organismos de ATS. Um modelo unificado de ATS garantiria a poupança de esforços duplicados no processo de avaliação. A poupança de recursos resultante refletir-se-á na atribuição de recursos à indústria. Sabendo disso, a criação de um dossier de valor pode custar à empresa farmacêutica 450 000 - 600 000 euros e necessita de quase doze meses para a sua preparação. A harmonização da ATS aliviará a indústria ao criar um procedimento de avaliação mais transparente e mais previsível e poupará os múltiplos esforços de preparação para a avaliação dos benefícios. Todas as partes ficarão em melhor situação, o que garantirá um acesso fácil e rápido dos doentes aos medicamentos (VFA, 2013). Depois de apresentar as recomendações gerais a nível europeu/internacional, a discussão passará para as iniciativas específicas que devem ser executadas na Alemanha. Recomenda-se vivamente uma modificação metodológica adaptada ao processo AMNOG que abranja ambas as etapas do processo de avaliação dos benefícios. A secção seguinte apresentará uma proposta de otimização para o processo de avaliação precoce dos benefícios e, em seguida, para a negociação do montante do reembolso, mostrando os obstáculos que essas recomendações podem enfrentar e os inconvenientes que daí podem resultar.

4.3.1 Otimização da avaliação precoce dos benefícios

Conforme mencionado na especificação da lei AMNOG, o G-BA está autorizado a avaliar o benefício adicional não apenas para os medicamentos recém-lançados, mas também para os produtos no mercado após a autorização para uma nova indicação. Apesar disso, a questão da avaliação dos medicamentos no mercado foi iniciada apenas para uma classe de produtos no âmbito da Diabetes Mellitus tipo 2 (G-BA, 2016). Mas, uma isenção futura completa para os produtos que já estão no mercado há muito tempo é crucialmente recomendada. Apesar de a avaliação dos medicamentos comercializados ter sido principalmente levantada pelo SHI, esta implica preocupações de ordem jurídica e prática. Em primeiro lugar, esta ação implica um processo de decisão complicado: que categoria de produtos farmacêuticos será chamada a participar na avaliação? Que empresa? E em que base seria aplicada a igualdade entre os fabricantes? Em segundo lugar, já foi referido anteriormente que o processo de avaliação dos benefícios adicionais é dispendioso e moroso. Tendo em conta que o tempo, o custo e o esforço salientados anteriormente foram discutidos em termos de 2-3 ensaios clínicos disponíveis para os novos produtos, num número relativamente menor de pacientes, em comparação com os dados de longo prazo disponíveis para os produtos comercializados. Os medicamentos comercializados têm centenas de estudos, devido ao elevado número de doentes, ao longo período de disponibilidade e ao fator concorrência, o que alarga o âmbito da análise em grande escala. É por isso que, de um ponto de vista prático, o processo de avaliação dos benefícios dos produtos comercializados não será válido para ter a capacidade de avaliar todos estes dados. Do ponto de vista da indústria, isso irá impor mais pressão para apresentar milhares de páginas para os produtos disponíveis, que poderão, consequentemente, enfrentar os mesmos problemas de falta de transparência. A alteração recomendada consiste em excluir os produtos comercializados do processo de avaliação dos benefícios. Em especial, a perceção dos preços elevados de alguns medicamentos comercializados, que seria a razão por detrás desta questão, será resolvida por si própria ao longo do tempo devido à expiração da patente. Avaliar os produtos comercializados não é, como já foi referido, legal, prática e financeiramente inviável (VFA, 2013).

O segundo ponto de otimização para a avaliação antecipada dos benefícios é a especificação dos medicamentos órfãos. Apesar disso, os medicamentos órfãos não são, teoricamente, muito afectados pela avaliação do benefício adicional (GBA, 2016). No entanto, de acordo com o que foi discutido sobre o efeito da disponibilidade de estudos adaptados e a prova do benefício adicional em relação ao ACT. Verificou-se que os medicamentos órfãos continuam a ter o mesmo âmbito de aplicação que os medicamentos normais, exceto no que diz respeito a algumas diferenças técnicas na estrutura do dossiê de benefícios no módulo 4, em que não é obrigatório mencionar o benefício adicional em relação ao ACT (Schneider et al., 2016). É erroneamente percebido que o processo de desenvolvimento de medicamentos órfãos requer custos mais baixos e pode ser executado num tempo significativamente mais rápido do que os medicamentos normais para o tratamento de doenças mais frequentes. Outro mito é que o número de medicamentos órfãos introduzidos no mercado aumentou rapidamente devido à exclusão da avaliação do benefício adicional pelo G-BA. No entanto, os factos são que a realização de ensaios clínicos para uma doença rara é um processo muito exigente para um fabricante. Em termos de recrutamento de doentes e de todo o processo de desenvolvimento, que tem os seus próprios desafios (VFA, 2013). A otimização recomendada da especificação do processo AMNOG para os medicamentos órfãos consiste em aliviar completamente o processo de avaliação destes produtos de nicho da primeira fase da avaliação dos benefícios. Em termos de volume de vendas deste sector, não se justifica realizar uma avaliação adicional dos benefícios para os medicamentos órfãos, especialmente porque a MA destes medicamentos significa que têm um benefício adicional em relação aos produtos actuais ou às tecnologias disponíveis. Literalmente, um trabalho duplo do G-BA é executado para avaliar um medicamento órfão que já foi autorizado devido à prova do benefício adicional pela EMA (EMA, 2017). Do ponto de vista da indústria, suportar uma pressão extra na avaliação dos medicamentos órfãos irá impedir a motivação da indústria para investir mais neste sector. Isto refletir-se-á nos doentes, uma vez que, é de salientar que 60% dos pedidos apresentados de medicamentos órfãos são para usos pediátricos, tentando introduzir soluções para os doentes que sofrem de doenças raras (EMA, 2017). Assim, a otimização recomendada do processo consiste em excluir completamente os medicamentos órfãos da etapa de avaliação precoce dos benefícios. No entanto, seria questionável a forma como a etapa de fixação de preços será adoptada para esta classe sem um exame dos benefícios adicionais. No entanto, esta questão pode ser potencialmente resolvida orientando a fase de negociação de preços dos medicamentos órfãos para uma classe específica do benefício adicional automaticamente com base nos testes regulamentares anteriores do valor acrescentado.

No entanto, os empresários farmacêuticos dispõem de um instrumento de fixação de preços gratuito durante os primeiros 12 meses em que os medicamentos serão reembolsados. Mas este privilégio parece ter uma eficácia incompleta. Este facto deve-se às recentes recomendações das associações regionais do SHI no sentido de se ter um cuidado especial com a prescrição de medicamentos inovadores antes de se ter concluído o processo de avaliação dos benefícios. Tais recomendações, que são altamente contraditórias com o conceito de facilitar o acesso dos pacientes aos medicamentos, representam um obstáculo técnico para os medicamentos inovadores. Este tipo de dupla regulamentação não é o único aspeto do excesso de regulamentação do AMNOG (VFA, 2013). Um outro aspeto da dualidade de normas aparece, no caso de o produto apresentar uma recomendação de avaliação de benefícios positiva por parte do IQWIG, embora; reconsiderar a decisão de preço devido ao IRP, à eficiência económica ou ao limite da quota de prescrição individual. Todo o processo é dominado pelo SHI de uma forma monopolista que não garante um nível adequado de transparência numa cadeia interminável de factores que afectam a decisão (EFPIA, 2014). Este é o terceiro ponto de otimização necessário do processo AMNOG; é necessária uma abordagem descentralizada do processo, em que o SHI não deve ter o controlo total do processo ou o G-BA tem a autoridade absoluta dos critérios de avaliação. Recomenda-se vivamente a participação de um avaliador independente com formação médica. A melhor opção seriam as entidades reguladoras, que podem diluir a intenção da G-BA de conter os custos e tornar o processo mais eficaz (VFA, 2013). Os desafios da implementação de tal modificação implicam o que tem sido amplamente debatido, ou seja, a dificuldade de chegar a um acordo entre os reguladores e os pagadores. No entanto, a otimização mencionada seria aplicada com sucesso se fosse gerida lado a lado com o processo de harmonização.

4.3.2 Otimização da negociação do montante de reembolso

Na segunda etapa da avaliação dos benefícios, a negociação do montante do reembolso, serão discutidos três pontos de alteração. Em primeiro lugar, é necessário criar um modelo de reembolso parcial de acordo com a classificação dos subgrupos da avaliação precoce dos benefícios. Apesar disso, a indústria estaria relutante em relação a esta alteração que, após a sua implementação, não satisfará os objectivos comerciais dos fabricantes, orientando os seus produtos para a aprovação de grupos de doentes selecionados. No entanto, tal contribuiria para resolver a atitude de tudo ou nada do processo de avaliação e diminuir o risco de os medicamentos serem excluídos devido a uma decisão de reembolso negativa. Em segundo lugar, os doentes não recomendam esta ação, o que pode dever-se à perceção da desigualdade de oportunidades entre os doentes, quer estejam ou não abrangidos pelo subgrupo selecionado. Só que esta ação vai ao encontro do interesse dos fundos dos doentes, com o qual este projeto de investigação se coaduna. Porque se trata de uma abordagem objetiva que garantiria o acesso dos doentes aos medicamentos inovadores, mesmo que inicialmente para grupos específicos (VFA, 2014). Por outro lado, isto apoia a ideia do processo completo de regulação que visa entregar os novos medicamentos aos doentes que mais beneficiarão deles, com base na avaliação. A justificação adicional, que tornará esta proposta satisfatória para todas as partes, é considerá-la como um passo inicial que poderia ser seguido por um âmbito mais alargado de doentes após a apresentação de novos dados da indústria ou de uma avaliação mais aprofundada dos pagadores (Eichler et al., 2015).

O segundo ponto de otimização da negociação do montante de reembolso, tal como referido anteriormente, para os medicamentos com um benefício adicional comprovado. O preço é ainda determinado com base no IRP ou/e no custo total anual. Além disso, o que foi mencionado relativamente à regulamentação excessiva desta etapa na primeira parte da otimização. Devem ser consideradas modificações adicionais para ambos os casos. Para a PIA, os critérios de seleção dos países para o cabaz devem ser alterados. Os países devem ser selecionados de acordo com o mesmo poder económico e um sistema de saúde relativamente comum. Este aspeto é mencionado nas orientações de seleção, mas não é normalmente aplicado, acrescentando países europeus com um sistema de saúde muito diferente ou mesmo países não europeus. Relativamente ao limite máximo do custo anual, recomenda-se que, assim que o produto demonstre um benefício adicional significativo, obtenha um preço superior para a indicação atribuída, sem qualquer controlo adicional em termos do custo anual total, uma vez que tal estabelece um padrão duplo do processo de avaliação (Rosery, 2006). Por último, a terceira sugestão de otimização para os medicamentos sem benefícios adicionais comprovados, referindo-se a um grupo de preços de referência, deve excluir os genéricos da lista de comparação. A âncora de preço dos genéricos representa uma forma não racional de avaliação dos medicamentos inovadores (VFA, 2013).

4.4 Resumo

Neste capítulo, foram discutidas algumas iniciativas empreendidas no âmbito internacional, mencionando as limitações de cada ação. De seguida, foram mencionadas as modificações recomendadas necessárias à implementação de todas as iniciativas apresentadas. Começando com a proposta de interação precoce entre os pagadores e os fabricantes, segue-se uma discussão relacionada com a proposta iniciada de interação tripartida entre pagadores, reguladores e a indústria. Relativamente a ambas as propostas, o ajustamento recomendado foi o de realizar a interação logo na fase III dos ensaios clínicos. Mais cedo, antes da produção de provas clínicas, para obter o máximo benefício da interação e libertar a indústria da atitude retrospetiva irrelevante do atual processo de avaliação. Além disso, foi apontada a necessidade de harmonização entre os requisitos dos pagadores e dos reguladores. Isto não será importante apenas para a fase inicial da interação, mas também para o projeto de harmonização da ATS. A discussão mostrou as 3 acções conjuntas da harmonização da ATS europeia com atenção aos ganhos que podem resultar desse projeto. No âmbito alemão, foram referidas as 3rd leis de alteração da lei do medicamento alemã, sabendo-se que, e de acordo com a análise situacional recente, a lei não atingiu adequadamente nenhum dos seus objectivos. Nem pela rejeição quase formal dos pedidos devido ao desenho do estudo, nem pela flexibilidade da seleção dos ACT. A âncora do preço dos genéricos também foi incluída na lista dos objectivos não alcançados da lei.

A parte final discutiu o tratamento da metodologia do processo AMNOG para mostrar as etapas de otimização recomendadas para todo o procedimento. Em primeiro lugar, a avaliação precoce dos benefícios, que implica três recomendações. Em primeiro lugar, a isenção total dos produtos comercializados do processo de avaliação dos benefícios. Em segundo lugar, é manter a especificação dos medicamentos órfãos sem prestar atenção à conceção do estudo ou ao benefício adicional em relação ao ACT, uma vez que esta parte é suficientemente examinada pela entidade reguladora na fase de AIM. A terceira recomendação foi a de reduzir o excesso de regulamentação do processo de avaliação e o controlo monopolista de alguns organismos como o SHI ou o G-BA. A justificação da etapa de negociação do montante do reembolso implica outras 3 recomendações. Estas foram representadas por: criação de um modelo de reembolso parcial para um acesso temporário a subgrupos de doentes, eliminação do IRP ou do limite máximo do custo anual total da fase de negociação do preço, uma vez que o produto tenha conseguido demonstrar um benefício adicional e, por último, o fim da referência do preço genérico para os produtos sem um benefício adicional comprovado.

4.5 Conclusão

O projeto de investigação começou com uma breve introdução sobre o processo de I&D, ilustrando até que ponto o custo, o tempo e o esforço crescentes são necessários para desenvolver um novo medicamento. Ao mesmo tempo, o processo de desenvolvimento de medicamentos é crucial para os doentes, o sistema de saúde e a sociedade em geral. Para assegurar a sustentabilidade do processo, é inevitável apoiar a indústria para garantir o fornecimento contínuo de medicamentos inovadores aos pacientes. Os obstáculos que a indústria enfrenta durante a introdução de novos medicamentos no mercado são classificados em duas etapas. Em primeiro lugar, a obtenção da autorização legal e, em seguida, a etapa de P&R. Devido à recente evolução das discrepâncias entre os requisitos de ambas as etapas, a indústria corre o risco de não conseguir satisfazer ambas as partes.

Uma avaliação exaustiva de todos os aspectos da divergência entre as necessidades das entidades reguladoras e dos pagadores foi clarificada no capítulo 3. A análise mostra diferenças entre eles na conceção do estudo, na seleção dos comparadores e na avaliação dos resultados. Na Alemanha, o país de interesse neste projeto, a evolução do processo AMNOG em 2011 contribuiu para complicar ainda mais o processo de entrada no mercado, especialmente na perspetiva da indústria. O processo é visto pela indústria como não transparente, ambíguo e avaliando retrospetivamente os produtos acabados de uma forma irracional. A parte do debate, capítulo 4, mencionou algumas iniciativas propostas pelas autoridades para facilitar o acesso dos novos medicamentos ao mercado. Seguiram-se as acções recomendadas a executar a nível europeu. Para o AMNOG na Alemanha, foram sugeridas três acções de otimização para cada fase do processo de avaliação dos benefícios.

A hipótese de investigação sobre as discrepâncias entre os requisitos das entidades reguladoras e dos pagadores foi comprovada. Além disso, o ónus de tal discrepância foi claramente ilustrado. A proposta do que pode ser ganho com a harmonização dos requisitos de ambos os lados foi adicionada aos pontos de otimização recomendados do processo AMNOG como uma situação especial na Alemanha. A recente pesquisa bibliográfica mostra que as modificações propostas apresentadas neste projeto estão de acordo com as actividades internacionais. A implementação destas recomendações deparar-se-ia com pequenas limitações; no entanto, estas foram mencionadas com uma recomendação para lidar com cada uma delas.

4.6 Limitações do projeto de investigação e recomendações para o trabalho futuro

A natureza abrangente do tema não permite uma abordagem sistemática para a verificação dos recursos em linha. Enquanto não houver uma área específica de doença ou um horizonte temporal, este projeto não pode ser considerado como uma revisão sistemática.

Apenas a literatura inglesa foi considerada para este projeto. Alguns sítios Web das autoridades alemãs, que não estavam disponíveis em inglês, contribuem para uma limitação deste projeto.

Ocasionalmente, foi utilizada a ferramenta de pesquisa Google para cruzar as referências disponíveis e para gerar ideias gerais. Este facto é considerado como outra limitação.

Neste projeto de investigação, foram consideradas as perspectivas da indústria e dos doentes. No entanto, as despesas crescentes com os cuidados de saúde, enquanto ponto de vista popular, não foram envolvidas na elaboração das propostas recomendadas.

Enquanto o projeto de harmonização da ATS estiver a evoluir e a ideia de modificação do AMNOG estiver a dominar. Este projeto de investigação seria válido apenas para os últimos tempos e é possível que a situação atual sofra algumas alterações em breve.

CAPÍTULO 5

Referências

AMNOG. (2017). [Em linha]. Disponível em: http://www.akdae.de/en/index.html [Acedido em 13 jan. 2017].

Bfarm.de. (2007). BfArM - DCP / MRP. [Em linha] Disponível em: http://www.bfarm.de/EN/Drugs/licensing/zulassungsverfahren/dcp mrp/ node.html;jsessionid=C05183E6F474F8D53136DF1E2CB7FE8F.1 cid322 [Acedido em 29 jan. 2017].

Bfarm.de. (2017). BfArM - Procedimentos de licenciamento. [Em linha] Disponível em: http://www.bfarm.de/EN/Drugs/licensing/zulassungsverfahren/ node.html [Acedido em 31 jan. 2017].

Campbel, B. (2011). NICE medical technology guidance: devices and diagnostics. *BMJ,* [Online] 97(21). [Online] Disponível em : http://heart.bmj .com/content/97/21/1794.short? cited- by=yes&legid=heartjnl;97/21/1794&related-urls=yes&legid=heartjnl;97/21/1794 [Acedido em 17 Mar. 2017].

CHMP, (2007). ASPECTOS CIENTÍFICOS E DEFINIÇÕES DE TRABALHO PARA O ÂMBITO OBRIGATÓRIO DO PROCEDIMENTO CENTRALIZADO. [Em linha] Disponível em : http://www.ema.europa.eu/docs/en GB/document library/Regulatory and proced ural guideline/2009/10/WC500004085.pdf [Acedido em 25 jan. 2017].

CHMP, plano de trabalho. (2016). 1.ª ed. [eBook] EMA, pp.4-11. [Em linha] Disponível em: http://www.ema.europa.eu/docs/en GB/document library/Work programme/2011/01ZWC500101505.pdf [Acedido em 23 Jan. 2017].

Dehnen, Justus; Goldhagen, Katrin; Wormann, Ursula (2013): 2,5 anos de AMNOG na Alemanha - Uma análise da avaliação de benefícios e tendências de negociação de preço líquido ". In: ISPOR. Dublin: IMS. [Online] Disponível em: https://www.imshealth.com/files/web/Global/Services/Services%20TL/2 Years A MNOG Germany.pdf [Acedido em 20 Jan. 2017].

Dickson, M. e Gagnon, J. (2004). Key factors in the rising cost of new drug discovery and development. *Nature Reviews Drug Discovery,* [Online] 3, pp.417-429. Disponível em: http://www.nature.com/nrd/journal/v3/n5/full/nrd1382.html [Acedido em 13 Jan. 2017].

DiMasi, J. (2001). Riscos no desenvolvimento de novos medicamentos: Approval success rates for investigational drugs. *Clinical Pharmacology & Therapeutics,* [Online] 69(5), pp. 297-307 . Availableat : http://onlinelibrary.wiley.com/doi/10.1067/mcp.2001.115446/abstract?systemMessage=WOL+Usage+report+download+page+will+be+unavailable+on+Friday+27th+January+2017+at+23%3A00+GMT%2F+18%3A00+EST%2F+07%3A00+SGT+%28Saturday+28th+Jan+for+SGT%29++for+up+to+2+hours+due+to+essential+server+maintenance.+Pedimos desculpa pelo incómodo. [Acedido em 19 Jan. 2017].

DIRECTIVA 2011/24/UE DO PARLAMENTO EUROPEU E DO CONSELHO (2011) [Em linha] Disponível em http://eurlex.europa.eu/LexUriServ/LexUriServ.do?uri=OJ:L:2011:088:0045:0065:en:P DF [Acedido em 9 Mar. 2017].

E.CA (2012): Predicting the future: Como a regulação dos preços afecta o desenvolvimento de medicamentos. [Online] Disponível em : http://www.e-ca.com/sites/default/files/eca compact predicting the future 2012.pdf [Acedido em 20 Jan. 2017].

E/submission.ema.europa.eu. (2016). eSubmission: Projectos. [Em linha] Disponível em: http://esubmission.ema.europa.eu/ectd / [Acedido em 29 jan. 2017].

EFPIA. Princípios para a aplicação de sistemas internacionais de preços de referência. (2014). 1ª ed. EFPIA, pp.1-6. [Online]Disponível em : http://www.efpia.eu/uploads/Principles for application of international reference pri cing systems June 2014 Position Paper.pdf [Acedido em 31 Jan. 2017].

Eichler, H., Baird, L., Barker, R. e Leufkens, H. (2015). Do licenciamento adaptativo às vias adaptativas: Proporcionar uma abordagem flexível ao longo da vida para levar novos medicamentos aos doentes. *Clinical Pharmacology & Therapeutics,* [Online] 97(3), pp.234-246. Disponível em: http://onlinelibrary.wiley.com/doi/10.1002/cpt.59/full [Acedido em 10 Mar. 2017].

Eichler, H., Daum, b., Abadie, E. e Barnette, D. (2010). *Relative efficacy of drugs: an emerging issue between regulatory agencies and third-party payers.* [Online] Disponível em: http://www.nature.com/nrd/journal/v9/n4/full/nrd3079.html [Acedido em 18 Jan. 2017].

Eichler, H., Hurts, H., Broich, K. e Rasi, g. (2016). Drug Regulation and Pricing - Can Regulators Influence Affordability? *The New England Journal of Medicine,* [Online] 1(1), pp.374:1807-1809. Availableat : http://www.nejm.org/doi/10.1056/NEJMp1601294 [Acedido em 22 Fev. 2017].

Reunião EMA / EUnetHTA - Relatório de síntese. (2013). In: *EUnetHTA.* [Em linha] Colónia: EUnetHTA, pp.2-6. Disponível em : http://www.ema.europa.eu/docs/en GB/document library/Minutes/2014/02/WC50 0160507.pdf [Acedido em 20 Jan. 2017].

EMA. (2016). *Home - clinicaldata.ema.europa.eu.* [Em linha] Disponível em: https://clinicaldata.ema.europa.eu/web/cdp/home [Acedido em 31 jan. 2017].

EMA.europa.eu. (2014). *Agência Europeia de Medicamentos - Sobre nós - História da EMA.* [em linha] Disponível em : http://www.ema.europa.eu/ema/index.jsp?curl=pages/about us/general/general co ntent 000628.jsp&mid=WC0b01ac058087addd [Acedido em 20 Jan. 2017].

EMA.europa.eu. (2016). *Agência Europeia de Medicamentos - Investigação e desenvolvimento - PRIME: prioritymedicines.* [Online] Disponível em: http://www.ema.europa.eu/ema/index.jsp?curl=pages/regulation/general/general co ntent 000660.jsp&mid=WC0b01ac058096f643 [Acedido em 19 Jan. 2017].

EMA.europa.eu. (2017). *Agência Europeia de Medicamentos - Procurar medicamento - Relatórios públicos europeus de avaliação.* [Em linha] Disponível em: http://www.ema.europa.eu/ema/index.jsp?curl=pages/medicines/landing/epar searc h.jsp&mid=WC0b01ac058001d124 [Acedido em 27 jan. 2017].

EMA.europa.eu. (2017). *Agência Europeia de Medicamentos - Regulamentação humana - Autorização de introdução no mercado.* [Online] Disponível em : http://www.ema.europa.eu/ema/index.jsp?curl=pages/regulation/general/general co ntent 001595.jsp&mid=WC0b01ac0580b18a3d [Acedido em 31 jan. 2017].

Enzmann, H. (2016). Novas tendências e desafios na regulamentação europeia de medicamentos inovadores. *ELSEVIER,* [em linha] (80), pp.314 - 320. Disponível em: http://www.sciencedirect.com/science/article/pii/S0273230016301477 [Acedido em 19 Jan. 2017].

Projeto EUnetHTA. (2017). [Em linha] Disponível em: http://www.eunethta.eu/activities/EUnetHTA%20Project%20%282006- 08%29/eunethta-project-2006-2008 [Acedido em 8 Mar. 2017].

EUnetHTA. (2012), Desenvolvimento da ATS europeia: da visão à ATS. *The Norwigean Medical Soceity,* [em linha] (9), pp.147-156. Disponível em: http://www.dnms.no/index.php?seks id=149347&a=1&treeRoot=147800 [Em linha]. [Acedido em 9 Mar. 2017].

Fda.gov. (2016). *Clinical Trials and Human Subject Protection [Ensaios Clínicos e Proteção do Sujeito Humano]*. [Em linha] Disponível em: http://www.fda.gov/ScienceResearch/SpecialTopics/RunningClinicalTrials/default. htm [Acedido em 11 Jan. 2017].

Fda.gov. (2015). *Como os medicamentos são desenvolvidos e aprovados.* [Em linha] Disponível em: http://www.fda.gov/Drugs/DevelopmentApprovalProcess/HowDrugsareDeveloped andApproved/default.htm [Acedido em 12 jan. 2017].

Fda.gov.(2016). *Pedido de investigação de novos medicamentos (IND).* [Em linha] Disponível em: http://www.fda.gov/Drugs/DevelopmentApprovalProcess/HowDrugsareDeveloped andApproved/ApprovalApplications/InvestigationalNewDrugINDApplication/defa ult.htm [Acedido em 10 Jan. 2017].

G-BA. (2011). Capítulo 5: Avaliação de benefícios de produtos farmacêuticos de acordo com o art. 35a SGB V. (2011). 1ª ed. [ebook] GBA, pp.11-14. [ebook] GBA, pp.11-14. [Em linha] Disponível em: http://www.english.g-ba.de/downloads/17-98-3042/Chapter5-Rules-of-Procedure-G- BA.pdf [Acedido em 4 Mar. 2017].

G-BA. (2015). A *avaliação dos benefícios dos produtos farmacêuticos de acordo com a Código Social Alemão, Livro Quinto (SGB V), secção 35a - Comissão Paritária Federal.* [Em linha] Disponível em: http://www.english.g-ba.de/benefitassessment/information/ [Acedido em 20 jan. 2017].

G-BA. (2017). *Perguntas e respostas sobre o procedimento - Comissão Mista Federal.* [Online] Disponível em : http://www.english.g-ba.de/benefitassessment/information/faq/#11 [Acedido em 26 Jan. 2017].

GKV-SV. (2017). Seguro de saúde legal [Online] Disponível em: https://www.gkv-spitzenverband.de/english/statutory health insurance/statutory health insurance.jsp [Acedido em 8 Mar. 2017].

Goettsch, W.(2010). Eficácia relativa e efetividade relativa. In: *ISPOR.* Saúde Comissão de Seguro de Cuidados (CVZ). [Online] Disponível em: https://www.ispor.org/congresses/Prague1110/ReleasedPresentations/IP8_Goettsch_-Wim.pdf [Acedido em 9 Jan. 2017].

Henshall, C., Mardhani-Bayne, L., Frensdal, K., Klemp, M. e Mardhani-Bayne, L. (2011). Interações entre a avaliação das tecnologias da saúde, a cobertura e os processos regulamentares: questões emergentes, objectivos e oportunidades. *International Journal Technology Assessment Healthcare,* 27(3), pp.253-260.ICH (2017). [Em linha] Disponível em: https://www.cambridge.org/core/services/aop-cambridge-core/content/view/A16FA37A67B081A987B4256213A6CA8C/S0266462311000262a. pdf/div-class-title-interactions-between-health-technology-assessment-coverage-and- regulatory-processes-emerging-issues-goals-and-opportunities-div.pdf [Acedido em 30 jan. 2017].

ICH. (2017). *Sítio oficial da ICH. CTD.* [Em linha] Disponível em: http://www.ich.org/products/ctd.html [Acedido em 7 Mar. 2017].

INAHTA. (2017). [em linha] Disponível em: http://www.inahta.org/ [Acedido em 15 jan. 2017].

IQWIG. (2017). *iqwig.de - Medicina baseada em evidências.* [Em linha] Disponível em: https://www.iqwig.de/en/methods/basic-principles/evidence-based- medicine.3014.html [Acedido em 31 jan. 2017].

Jamshidi, H., Salamzadeh, J. e Foroutan, N. (2014). Budget Impact Analyses": A Practical Policy Making Tool for Drug Reimbursement Decisions". *Iranian Journal of Pharmaceutical Research,* [em linha] 13(3), pp.1105-1109. Disponível em: https://www.ncbi.nlm.nih.gov/pmc/articles/PMC4177634/ [Acedido em 17 Jan. 2017].

Kamilarova, Elena; Riedl, Alexander; Domanico, Fabio (2009): resultados preliminares do inquérito da Comissão ao sector farmacêutico suscitam preocupações em matéria de concorrência ". [Em linha] Disponível em : http://ec.europa.eu/competition/publications/cpn/2009_1_8.pdf. [Acedido em 20 jan. 2017].

Kleijnen, S., Lipska, I., Alvis, L., Meijboom, K. e Timoney, A. (2016). Avaliações de eficácia relativa de medicamentos oncológicos para decisões de preços e reembolsos em países europeus. *Annals of Onchology,* [Online] 27(9), pp.1768-1775. Disponível em : https://academic.oup.com/annonc/article-lookup/doi/10.1093/annonc/mdw233 [Acedido em 17 Mar. 2017].

Levine, M., Taylor, R., Rayan, M. e Sculphur, M. (2002). Decision-making by healthcare payers. *Respiratory Medicine,* [Online] (3), pp.31-38. Disponível em: http://www.sciencedirect.com/science/article/pii/S0954611102800324 [Acedido em 11 Mar. 2017].

Lichtenberg, F. (2002). *BENEFÍCIOS E CUSTOS DOS MEDICAMENTOS MAIS RECENTES: AN UPDATE.* 1.ª ed. [livro eletrónico] NBER, pp.7-9 . Disponível em: http://www.nber.org/papers/w8996.pdf [Acedido em 8 Jan. 2017].

As flexibilidades das autorizações de introdução no mercado que permitem o acesso precoce aos medicamentos só devem responder a verdadeiras necessidades médicas não satisfeitas e devem proteger a segurança dos doentes. (2015). 1.ª ed. HAI, ISDP, MIEF. [Em linha] Disponível em: http://haiweb.org/wp-content/uploads/2015/10/EMA-Consultation-Response-Conditional-Approval- Accelerated-Assessment.pdf [Acedido em 5 Jan. 2017].

Martinalbo, J., Bowen, D., Camarero, J. e Chapelin, M. (2015). Acesso antecipado ao mercado de medicamentos contra o cancro na UE. *Annals of Oncology,* [Online] 27(1), pp.96 - 105. Disponível em:

https://academic.oup.com/annonc/article/27/1/96/2196458/Early- market-access-of-cancer-drugs-in-the-EU [Acedido em 7 Jan. 2017].

Miguel, M. e Vargas, E. (2006). Processo de Avaliação e Aprovação de Medicamentos na União Europeia. *Colégio Americano de Reumatologia,* [em linha] 55(1), pp.1-3. Disponível em: http://onlinelibrary.wiley.com/doi/10.1002/art.21712/pdf [Acedido em 24 Jan. 2017].

Consultas a várias partes interessadas no desenvolvimento de medicamentos - Ver mais em: http://www.tapestrynetworks.com/issues/healthcare/multi-stakeholder-consultations-in- drug-development.cfm#sthash.mAYH2361.dpuf. (2012). *Pilotos de consultas multi-países e multi-intervenientes no desenvolvimento de medicamentos: da prova de conceito aos benefícios tangíveis.* [Online] Disponível em : http://www.tapestrynetworks.com/initiatives/healthcare/upload/Pilots-of-multi- stakeholder-consultations-in-drug-development-6-June-2012.pdf [Acedido em 12 Mar. 2017].

Procedimento de reconhecimento mútuo. (2007). Reconhecimento Mútuo. [em linha] Disponível em: https://ec.europa.eu/health/sites/health/files/files/eudralex/vol- 2/a/vol2a chap2 2007-02 en.pdf [Acedido em 26 Jan. 2017].

Nordon, C., Karcher, H., Groenwold, R. e Zolner, M. (2016). A "lacuna eficácia-eficácia": Historical Background and Current Conceptualization. *Value in Health,* [Online] 19(1), pp.75-81. Disponível em: http://www.sciencedirect.com/science/article/pii/S1098301515050676 [Acedido em 23 Fev. 2017].

Fórum Farmacêutico "Delivering for Patients". (2009). In: *Como passar dos princípios acordados às boas práticas e à mudança positiva em toda a Europa.* [Em linha] Bruxelas: Comissão Europeia, pp.5-23. Disponível em: http://www.eu- patient.eu/globalassets/library/conferenceseminarreports/report-of-the-conference- pharmaceutical-forum-delivering-for-patients-25-march-2009.pdf [Acedido em 31 Jan. 2017].

PhRMA, (2015). *Biopharmaceutical Research & Development: The Process Behind NewMedicines.* [Online] Disponível em: http://phrma-docs.phrma.org/sites/default/files/pdf/rd brochure 022307.pdf [Acedido em 8 Jan. 2017].

PhRMA. (2015). Ensaios clínicos patrocinados pela indústria biofarmacêutica: Impacto sobre State Economies 1st ed. [ebook] PhRMA, pp.3-7. [PhRMA, pp.3-7. Disponível em: http://phrma-docs.phrma.org/sites/default/files/pdf/biopharmaceutical-industry-sponsored-clinical- trials-impact-on-state-economies.pdf [Acedido em 13 Fev. 2017].

PRIME: medicamentos prioritários. (2017). *EMA, PRIME.* [Em linha] Disponível em: http://www.ema.europa.eu/ema/index.jsp%3Fcurl%3Dpages/regulation/general/general content 000660.jsp%26mid%3DWC0b01ac058096f643 [Acedido em 13 Mar. 2017].

Saúde Pública. (2017). *Procedimentos de autorização - O procedimento centralizado - Saúde Pública - Comissão Europeia.* [Online] Disponível em: http://ec.europa.eu/health/authorisation-procedures-centralised pt [Acedido em 21 Jan. 2017].

REGULAMENTO (CE) Nº 141/2000 DO PARLAMENTO EUROPEU E DO CONSELHO de 16 de dezembro de 1999 relativo aos medicamentos órfãos. (2000). 1.ª ed. [Jornal Oficial das Comunidades Europeias, pp.2-5. [Em linha] Disponível em : http://eur-lex.europa.eu/LexUriServ/LexUriServ.do?uri=OJ:L:2000:018:0001:0005:en:PDF [Acedido em 30 jan. 2017].

REGULAMENTO (CE) N.º 726/2004 DO PARLAMENTO EUROPEU E DO CONSELHO. (2004). *Jornal Oficial da União Europeia,* [em linha] 136(1), pp.2-9. Disponível em : http://eur-lex.europa.eu/LexUriServ/LexUriServ.do?uri=OJ:L:2004:136:0001:0033:en:PDF [Acedido em 20 Jan. 2017].

Rosery, H. (2006). Reembolso de medicamentos na Alemanha: Um roteiro para o processo de aprovação. In: *ISPOR 9th Annual European Congress.* [Online] Copenhaga:

ISPOR. Disponível em: https://www.ispor.org/news/articles/Feb07/DRGermany.asp [Acedido em 20 Mar. 2017].

Ruof, J., Schwartz, F., Schulenburg, J. e Dintsios, C. (2014). Avaliação precoce dos benefícios (EBA) na Alemanha: análise das decisões 18 meses após a introdução da nova legislação AMNOG. The European Journal of Health Economics, [Online] 15(6), pp.577-589. Availableat : https://www.ncbi.nlm.nih.gov/pmc/articles/PMC4059963/ [Acedido em 31 Jan. 2017].

Scannell, J., Blanckley, A., Boldon, H. e Warrington, B. (2012). Diagnosticar o declínio da eficiência da I&D farmacêutica. *Nature Reviews Drug Discovery,* [Online] 11(2), pp.191-200. Availableat : http://www.nature.com/nrd/journal/v11/n3/full/nrd3681.html [Acedido em 8 Fev. 2017].

Schneider, D., Bot, D. e Ecker, T. (2016). AVALIAÇÃO PRECOCE DOS BENEFÍCIOS DOS MEDICAMENTOS ÓRFÃOS NA ALEMANHA. In: *ISPOR 21st.* [Online] Washington: ISPOR, pp.1-2. Disponível em: https://www.ispor.org/research pdfs/52/pdffiles/PHP141.pdf [Acedido em 10 Mar. 2017].

SEED. (2013). [Em linha] Disponível em: http://www.earlydialogues.eu/has/ [Acedido em 10 Mar. 2017].

Tapestry networks, Improving drug development. (2017). [Online] Tapestrynetworks.com. Disponível em: http://www.tapestrynetworks.com/issues/healthcare/multi-stakeholder-consultations-in- drug-development.cfm [Acedido em 7 Mar. 2017].

A prevenção e o tratamento certos para o doente certo no momento certo. (2014). 2.ª ed. [livro eletrónico] Bruxelas: EFPIA, pp.19-43. [Em linha] Disponível em: http://www.efpia.eu/uploads/Modules/Documents/def efpia brochure sra a4 web .pdf [Acedido em 28 Jan. 2017].

Theidel, U., von der Schulenburg JM. (2016). Avaliação de benefícios na Alemanha: implicações para descontos de preços. *Health Econ Rev.*, [Online] 6(33). Disponível em: https://www.ncbi.nlm.nih.gov/pmc/articles/PMC4970987/ [Acedido em 31 jan. 2017].

VFA. (2013). 1.ª ed. [ebook] VFA, pp.1-21. Disponível em: https://www.vfa.de/en/search?search=Statement+for+the+German+Federal+Ministry+of+Health&searchbutton=search [Acedido em 21 Mar. 2017].

VFA, (2014). *AMNOG Avaliação antecipada dos benefícios: Revisões e negociações - Problemas e conflitos.* [Em linha] Disponível em: https://www.vfa.de/en/latest-topics/animation- amnog-early-benefit-assessment.html [Acedido em 27 jan. 2017].

OMS. (2016). [Online] Antimicrobial resistance. Disponível em: http://who.int/mediacentre/factsheets/fs194/en / [Acedido em 6 fev. 2017].

Who.int. (2017). *OMS | Avaliação das tecnologias da saúde.* [Em linha] Disponível em: http://www.who.int/medical devices/assessment/en/ [Acedido em 4 jan. 2017].

Wonder, M. (2014). O que se pode ganhar com o aumento da interação na fase inicial entre as entidades reguladoras, os pagadores e a indústria farmacêutica? *Expert Review for Pharmacoeconomic and Outcomes Research,* [Online] 14(4), pp.465-467. Disponível em:

http://www.tandfonline.com/doi/full/10.1586/14737167.2014.917966 [Acedido em 28 Fev. 2017].

Wonder, M., Backhouse, M. e Hornby, E. (2013). Early Scientific Advice Obtained Simultaneously from Regulators and Payers: Conclusões de um estudo-piloto na Austrália. *Value in Health,* [Online] 16(6), pp.1067-1073. Disponível em: http://www.sciencedirect.com/science/article/pii/S1098301513019050 [Acedido em 7 Mar. 2017].

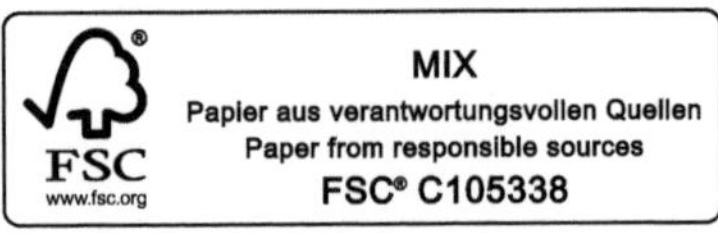

Printed by Books on Demand GmbH, Norderstedt / Germany